導《どう》引《いん》口《く》訣《けつ》鈔《しょう》

（附）按腹図解

大黒貞勝編著

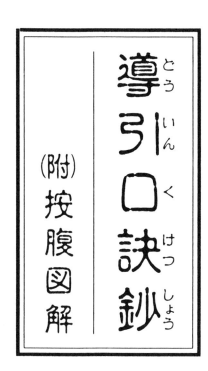

目次

導引口訣鈔目録

上巻

下巻（諸病）……45

按腹圖解

導引口訣鈔

指圧と導引按摩

厚生省医事課編「あん摩の理論と実技」によると「指圧とは柔道活法・導引・古来からの按摩術から発したものであるが、大正初期米国の各種整体療法（カイロプラクテック・オステオパシー・スポンデロテラピー等）の学理と手技を吸収した施術である」即ち、東西両洋の手技療法から組み立てられたのが指圧だ、ということになっている。

あん摩・マッサージ・指圧を手技三法として取扱っている厚生省で、指圧を右のように説明し、あん摩・マッサージと区別しているような感を抱かせるのは何故かと問いたい。だがその回答はそう簡単ではあるまい。指圧の要素になっているといわれている導引・按摩・柔道活法と「あん摩・マッサージ」とはどうちがっているのか？　その説明は中々むつかしい。それよりも導引・古法の按摩・柔道活法とはどんな法であったかをごく手短かに説明してから話を進めるとしよう。

按摩科　日本医学史から

　支那にありては按摩法は治療の一術として太古より行われ、古典・素問に「脾風痺を発すれば按ずべし。之を按ずれば熱気至り、熱気至りなば痛止む」「経絡通せず、病不仁を生ずれば之を治するに按摩醪薬を以てす」「痿厥寒熱・その治に導引按蹻宜《よろ》し」等の文あり。然れどもその按摩・按蹻・導引と称するものは如何なる術なるや詳《つまび》らかにすべからず。

　我国にては大宝令（西暦七〇一年・我国最初の法律）に按摩師・按摩博士の官を置れしとき初めて按摩の名あり。医疾令に曰く「按摩生は按摩傷折法及び判縛之法を学ぶ」、令義解の註釈によれば「按摩というは他人を牽《けん》挙揚批し或は摩して筋骨を調暢、邪気を散洩せしむるなり。傷折は折跌なり・判縛は鍼を以て折傷の瘀血を判決して之を刺すなり。踠傷の重はよく繋縛按摩導引してその気を復せしむ。是を縛という」とあり、按摩療法中には瀉血・繃帯の術をも含めるを知る。

　唐書百官志・尚約局の条にも「按摩博士は導引之法を教ゆることを掌《つかさ》どり、以って疾を除き、損傷折跌は之を正す」とありて、按摩法は按摩と正骨とを兼ねたるものなり。然れども按摩師・按摩博士の官を設けしは唐の制度を模擬せしまでなれば、何時となくこの科は廃せられ、傷折を療する術は外科に併せられたるものか。

丹波康頼の医心方（我国最初の医学全書、九八四年、全部三十巻、主に巣元方の病源候論によりて説を立て、加ふるに隋・唐の方書百餘家の論を以てし、本草・薬性・明堂・孔穴・養生・服石・房内・食餌等に至るまで科を分ちて抄録したり。）にはその巻二十七養生の部に導引を論じ、導引教・養生要集、の説を引いて「導引は人の肢体骨節中の諸悪気を去り・正気を存せしむるものなり」とし、また千金方によりて婆羅門按摩法を挙げたり。而もその説は医家の用ゆるところとならざりしに似たり。

古法按摩術書

然るに江戸時代の中世、勢州の人林正且あり、世を挙げて按摩を以て医中の賤技となしその術のすたれたるを慨嘆し、素問霊枢の書をさぐりて「一身を按摩して導引行気を為す術」を究《きわ》め、慶安元年「導引体要」を著わすに至りてこの術ようやく興り、近江の人喜多村利且その術を伝えて名あり、次いで肥州の人大久保道古「古今導引集」を著わし、同時に宮脇仲策「導引口訣鈔」竹中通庵「古今養性録」を著わしてその中に導引の一篇を掲げ、共に古今諸家の説によりて益々攻究するに至りて其術は大成せり。

然れども、当時諸家が唱道せるところは巣子の導引・華陀の五禽・道家の坐功・婆羅門（天竺）の按摩と称するものにして、行気胎息・却老護身を以てその趣旨とするものにして、みな自行の術なり。（運動健康法）

香川修庵に至りて始めて按摩を治病の一術として用うべきことを唱え、その著「一本堂行餘医言」に於て「或は腹を按じて癥を抑え、或は手足十指を屈伸し、或は肩背・腰股・関節を摩動し、気を散じ・体を和し・腹裏を安穏ならしむ。これ按摩の益あるゆえんなり」と唱道したり。次いで賀川玄悦・賀川玄迪ありて按腹を産科に賞用し、その術は益々恢弘せられ、産婆の実際に行う者あるに及べり。小児科にありても推拏法と称するものありて古より支那に行われ、我国にありても元禄年間の「小児回春」にその説は載せられたれども盛行さるゝに至らざりき（現在も中国にある推拿法の前身だろう）

この期の初め、寛政年間に至り伏見に藤林良伯あり、按摩が古の意に違うを歎じ、之を治病の一術として用うるには先ず経絡を正し・臓腑を明らかにするの要あり、その術式の方法的ならざるべからざることを説き「按摩手引」を著わして其方法を詳述したり。頭部按摩法・背部按摩法・四肢按摩法・腹部按摩法（按腹）・小児按腹法・産婦按腹法等の諸章を別ち、図を掲げて詳《つま》びらかに手段を叙し、按摩の方法はこの書に至りて始めて備われり。

次いで大阪に太田晋斉あり、按腹の術に精《くわ》しきを以て名あり、文政十年「按腹圖解」を著して按摩のことを説きしが、その書によれば「按摩は専ら一元気の凷滞を活発にし・臓腑を安住し・腸胃を調和し・血脉を融通し・骨節を和利し・筋絡を舒暢し・飲食を進め・二便を利し・気力を盛んにする」等の生理的作用ありと説き、之を諸般の疾病、殊に痛及び疝に適用すべきことを唱道したり。

養生科（日本医学史から）

我国上古より鎮魂祭ありて長寿を祈る、養生の意ここに現わる。奈良朝以後、物部広泉摂養要訣二十巻を著したるも、惜しい哉佚して今に伝わらず。後百五十年を経て丹波康頼の医心方あり、その二十七巻より二十九巻に至るまでは養生科にして、主に千金方・養生要集・抱朴子等の諸書により、行止・座臥・飲食・言語・衣服・居所等の養寿に関することを説き、別に房内（房事の衛生）食禁につきて詳論したり。

房内の一科は男女の交接を論述せるものにして、養生科と相対して一科をなせしことは推知するを得べし。玉房秘訣・玉房指南・素女経等の諸書を引いて、交接の方法・種類・交接を忌むべき日、交接の度数等を精細に論述し、且つ陰萎の原因を説き、療法を講ずることはこの科の本領なり。

養生の趣旨とするところは、四時の調摂に注意、行立（久しく歩めば筋を傷め・肝を労し・久しく立つは骨を傷め・腎を労す）座臥（久しく座せば内臓を傷め・久しく臥せば気を弱める）起居・飲食・衣服・視聴・談笑を慎しみ、気を治め、心を養うことを主要とし沐浴・梳髪及び二便の排泄を正しくし、修養の法としては按摩して関を開き、正気を利するの道、外より内に達するものなり。故に医者之を行い、以って気血の宣通を補《なす》く。摂生者は之を貴んで以て壅滞を洩らす導引調息等を施すべしと説く。諸家の養生に関する著述少なからず、貝原益軒の養生訓・頤生輯要、竹中通庵の古今養性録等をその最も備われるものとなすも、大抵は内経・千金方等の諸書を折衷せるのみにして、その説は身心修養の範囲を出づることなし。

学説というものは時代と共に、発展変化して行く。だから、例えば「導引口訣鈔」の書かれた当時、その書の背景になっているその時代の状態を知っていないと、その昔に書かれている諸説を理解することはむつかしい。というよりも、例えば内臓の作用とか、病理については、現代のそれとは大変異っているものがある。そうした点を知ってほしいので、本文（16—21頁）に当時の解剖・生理・病理説を載せておいた。

古法按摩術書

			（西暦）
導引体要	林　正　且	慶《けい》安元年	一六四八
古今養性録	竹中通庵	元禄五年	一六九二
古今導引集	大久保道古	宝永四年	一六〇七
導引口訣鈔	宮脇仲策	正徳三年	一七一三
導引秘伝指南	一　愚　子	寛政五年	一七九三
按腹伝	内海辰之進	同十一年	一八〇〇
按摩手引	藤林良伯	同十二年	一八〇一
按腹図解	太田晋斉	文政十年	一八二七
正骨要訣	吉原元棟	寛政年間	一七九？
正骨範	二宮彦可	文化四年	一八〇七
整骨新書	各務文献	文化七年	一八一〇

私がこの導引口訣鈔に初めて接したのは戦前（昭和10年代）のことで、京都鍼灸学術研興会（阪村義一主宰）発行のガリ版刷の限定本であった。原著は漢文なので、それを仮名まじり文にしたもので読み易くなってはいるが、それでも難解な漢字や章句・病名などが沢山あって、現代人には理解しにくい所が沢山ある。

こうした漢文調の文章と現代の片仮名（外国語や、原語の頭文字を並べた、例えばＩＢＭ、ＴＴＤなど）の混った文章とを比べてみると、その変り方には驚かされて了う。私たちの旧制中学校時代には「漢文」という科目があって、漢文（送り点・送り仮名付き）を読むことを教えられたものであったし、作文といえば、文章はすべて「なり・たり」式の文語体であった。従ってこの導引口訣鈔のような漢字まじりの漢文調を日常読まされていたので、こうした文体になれていた。

勿論、現在でも「導引口訣鈔」を読んで、その文意の解る人はいる。けれども、本書中に述べられている意味とか、使用せられている文字の意味には解らないものが沢山ある。

それ無病長命にして、諸人の苦しみを救わんと思わば専ら導引按摩すべし。然りと雖も正しき訓えを受けずんば良能に至りがたし。故に古今導引集を撰んで其要をあらわす。読誦工夫すべし。心に得て手に及ぼす業なれば委しく述ぶる能わず。今・先師の言を俗学に綴り、聊か初学の為にす。僅かに便りとも成らんかし。後裔此術に通達して鍼灸薬及びがたき患を救い、齢《よわ》いを千歳に延《のぶ》る者あらば是予がねがう処なり。

この序文らしい一文は割に読み易い。かなり気どった表現をしているが、意訳的に解していえば、「人々の病気を治し、無病長命にしようと思ったら導引按摩しなさい。だが正しい方法を教えて貰わなければ上手にはなれない。そこで古今導引集を著わしてその大要を示した。よく覚えて応用しなさい。導引按摩は手で行う仕事なので、くわしく説明することはむつかしい。そこで先輩の教えをやさしい文に綴って初学者に送ることにした。後進者諸君はこの術をよく覚えて、鍼灸薬で治らない病気を治し、寿命を長く延べるように出来たなら、これこそ私の希望《こいねが》うところである」ということになる。

ところが「導引根源の訓」になると

或は問う、諸の病いいづれが根本なるや、曰く、痞滞によりて起るなり。又問う、治術いくばくありや。曰く鍼灸薬按摩祝由の五法のみ。一つも捨つべからず。例えば水が祖なれば火木金土は無用の物、心が主なれば肝腎脾肺はなくてもと云い、薬専らなれば鍼灸按祝に及ばずとて捨つると同じ意なり………。

扁鵲伝に云く、垣の一方を見る、髄を搦し・荒を揲り・幕に爪し・腸を洗うと云々。**澄相公**

云く、無病長命・**虚を実となし・老を少く**すと、両公の述ぶる処、按摩の根元究まり約せり、能々《よくよく》工夫すべし。

こんな具合に、一応は大抵の人が読むことは出来るが、以上のゴシック文字の意味は解らない人があると思う。本書のような古典に属するものばかりでなく、現在も重視せられている素問霊枢、或は医心方中に含まれている諸論や、それらの系統に属する諸書を理解し、それらによる治療法を探し求めようとする場合には、その当時の解剖・生理及び病理論がどんなものであったか、それらに出てくる病名がどんなものであったかを知っていなくては治療理論と治療法を理解し・応用することが出来ないわけである。徳川末期に蘭方輸入で新らしい医学に目が開かれるまで、長い間我国で行われていた漢方の解剖・生理・病理をごく簡単に覗いておくことは必要である。

解剖学

日本医学史から

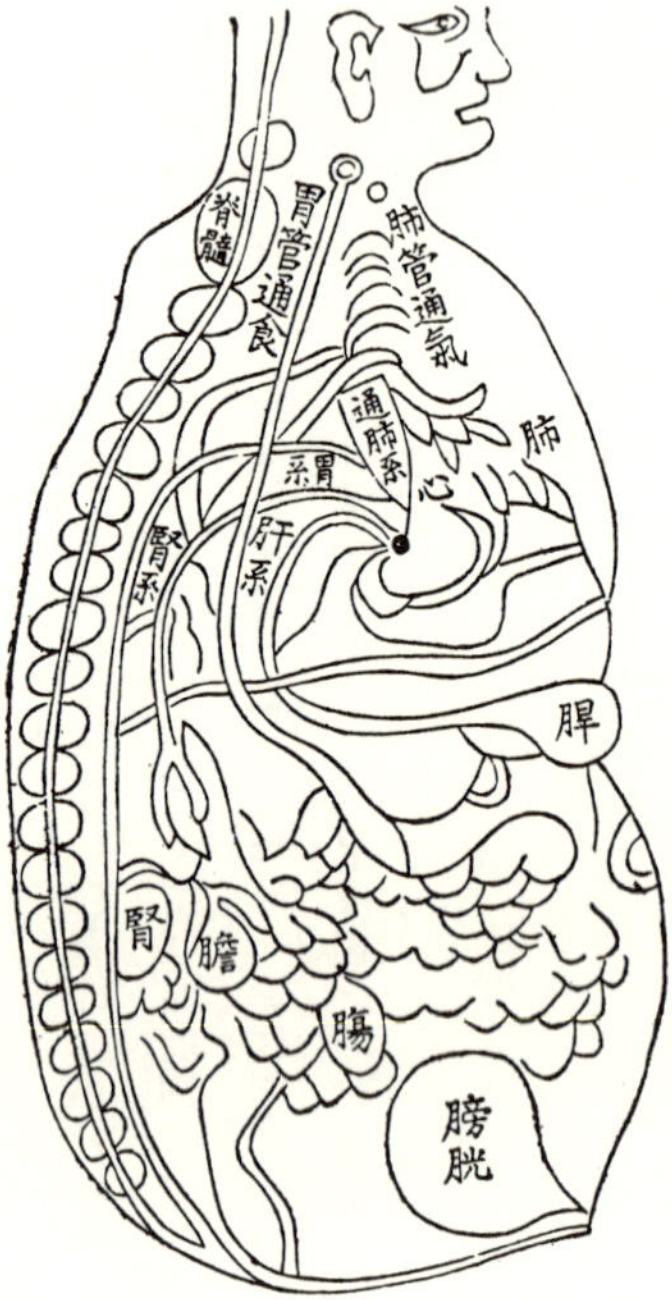

支那の古典霊枢に　其死可解剖而視之（ソノシカイボウシテコレヲミルベシ）の語あり、その他欧希範の解剖図・華陀の内照図と称するものあり、古代に人の屍体を解き視たることなきにしもあらざり

しも、その観察は甚だ粗にして、僅かに臓腑の名目を挙ぐるに過ぎざるなり。

骨　につきては完骨・枕骨・曲頷骨・缺盆骨・叉骨・巨骨・肩骨・肘外大骨・肘内大骨・輔骨・踝骨・兌骨・椎節・髖骨等の名目を挙ぐといえども、これ経絡の循行を示す標点となるに止まり、各骨につきて精細の記述をなせしにあらず脊椎は二十一節と説けり。

筋肉及関節　に就ては記述する所なし。

内臓　としては五臓六腑を挙げたり。

五臓　とは肝・心・脾・肺・腎を云い、肝は木、心は火、脾は土、肺は金、腎は水の精なりと説きて、之を五行「木《もく》火《か》土《ど》金《ごん》水《すい》」に配当し、四季・色・味を夫々配当せり。

六腑　は胃・大腸・小腸・膀胱・三焦にして内臓の補助たるものとす。即ち大腸は伝送の府、小腸は受益の府、胆は中精の府、胃は五穀の府、三焦は孤立にして中涜の府、膀胱は腹中の水府なりとせり。

肺は蓮の葉の如くにして八葉にて上を覆《おお》えり。肺の下に**心肺脾**竝べり。肺の下に**胆**あり、**脾**の下に**胃**の府あり、胃の下に**小腸**あり、小腸の下は**膀胱**に通ず。小腸の中はすき通りてものなし。大腸の中には滓穢あり。大腸の傍に**膀胱**あり、又左に**腎**あり、右に**命門**あり、**心**は紅にして下れり。腎は一つは肝の右に少し下りてあり、一つは脾の左に少し上りてあり、脾は心の左にあり。

主要穴一覧図

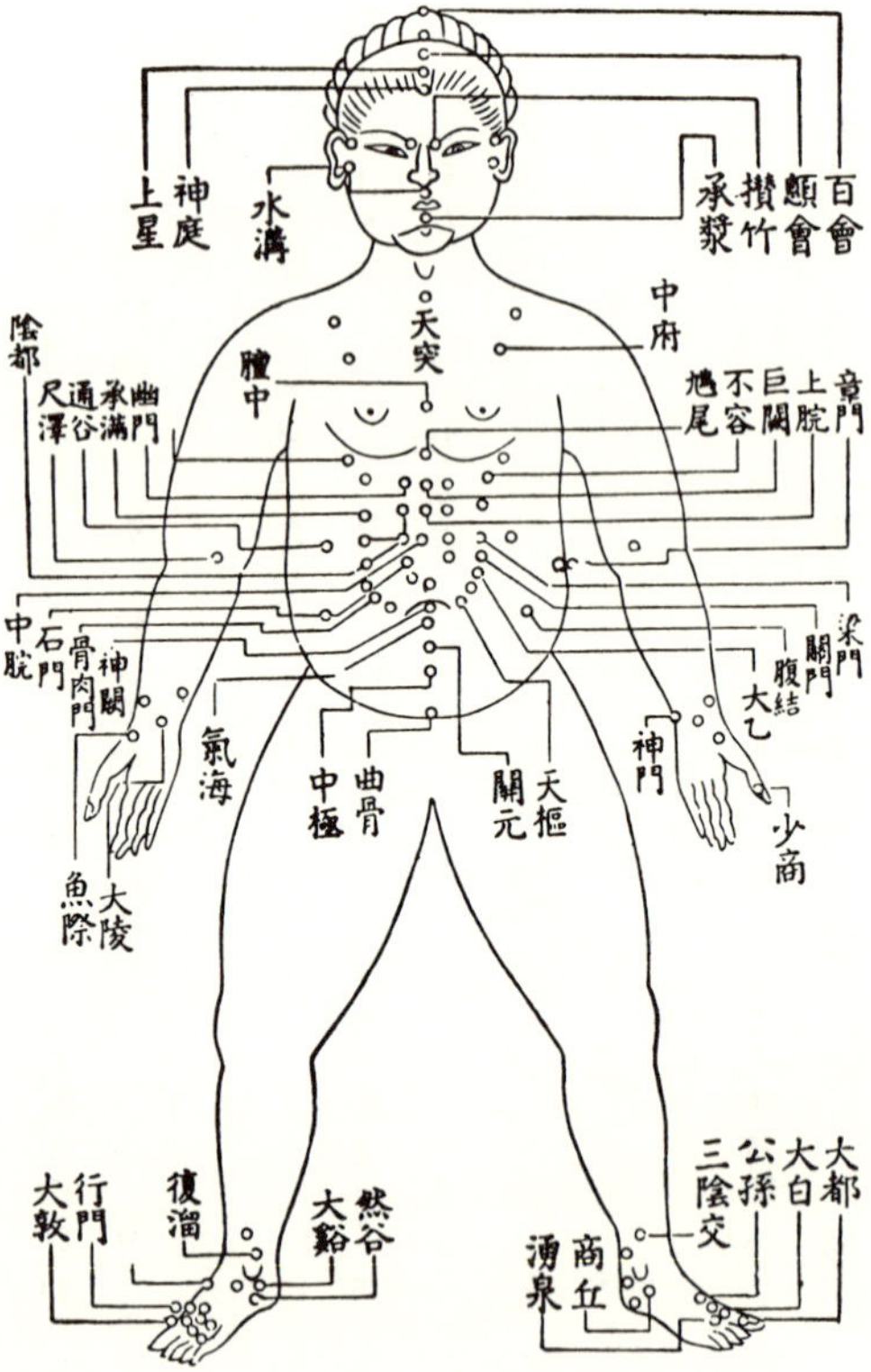

経絡・孔穴　臓腑は脈によって連絡せられ、その脈は手足に出で—腹背に循環して全身至らざる所なし。その脈は手に三陰・三陽あり、足に三陰・三陽あり、之を十二経とす。而してその経絡の出づる所・流るる所・注ぐ所・過ぐる所・行く所・入る所の諸点を孔穴（経

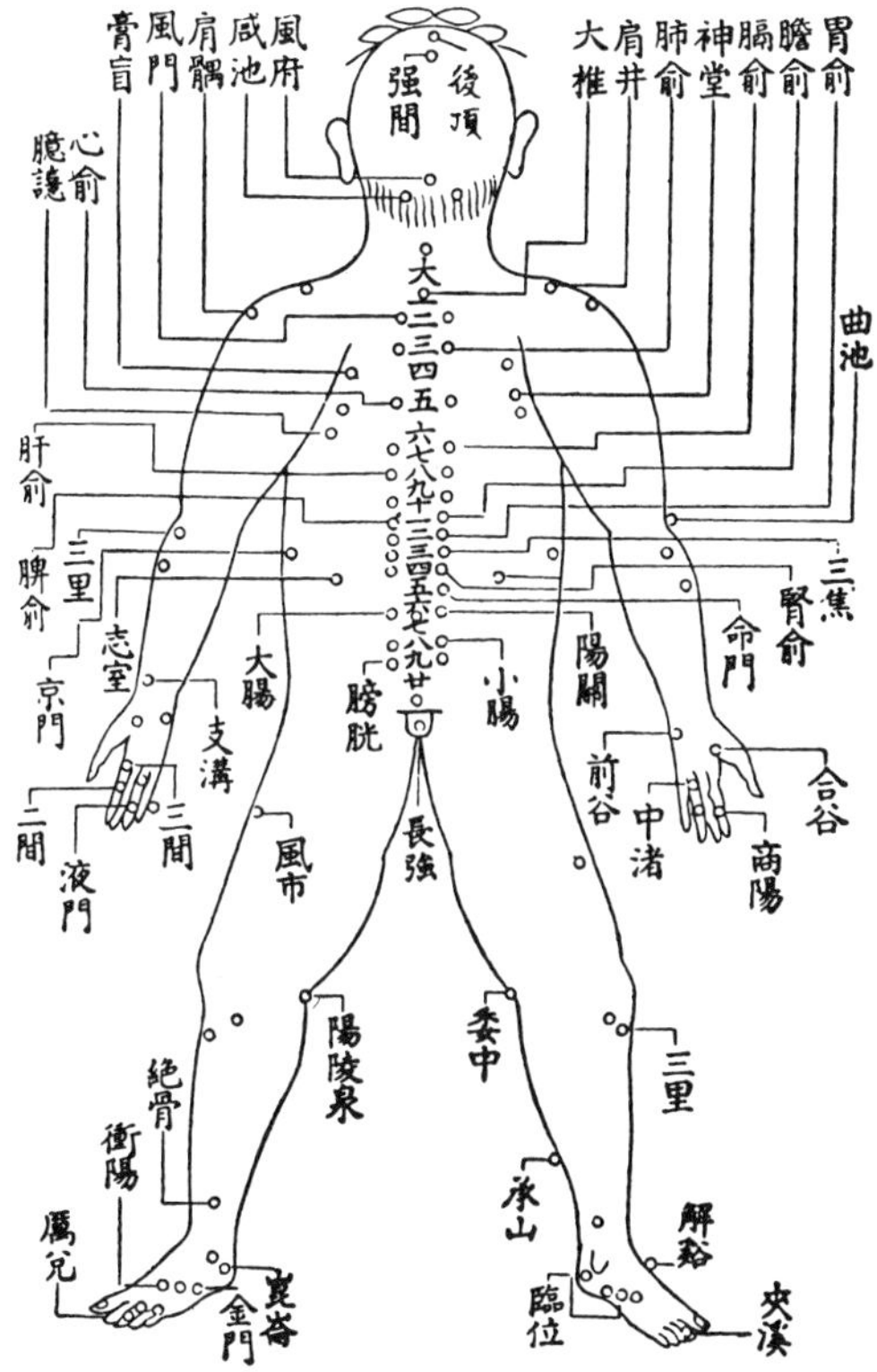

穴）と名付く。その数すべて六百十あり。

主要穴図

（全身各部の経絡図は、按腹図解参照）

生理学

当時の生理学は自然哲学的思想の上に立てるものにして、その根本とする所は陰陽の原理なりき。陰と陽との原理によりて臓腑の機能を説明して曰く「臓を陰となし腑を陽となす。臓は蔵なり、神は心に・魂は肝に・精は腎に・魄は肺に・志は脾に蔵《やど》る」と。また曰く「胃は食廩の官・水穀の海、六腑の大源なり。大腸は伝送の官・小腸は受益の官なり、胆は清浄の府・中正の官にして決断出づ、腎は作強の官にして伎巧出づ」と。

脳・神経　頭蓋内に脳あることを知るも、之を髄として重要なる臓腑の中に算せず、神経につきては全く無智にして、身体の官能はすべて胸腹内臓器の主宰せるものと倣《みな》せり。

病理学

医心方に説く病理は太素経・素問経・千金方・病源候論・小品方等の随唐医書に依るものにして、これらは我が医家の金科玉條とせしところなれば、当時の医家が信用せし病理説とするも妨げなかるべし。而して医心方は上記医書の所説と同時に金光明最勝王経・南海伝等の仏書に説くところの論をも引用し、以て支那医説と印度医説とを混淆したり。

疾病は外邪の侵《おか》すところとなりて起ると内より生ずるとの別あり。外邪は風にして四時五行の気なり、この気は八方に分布し、天地の間にありて五行となり、人にありて五行の気となる。その皮層の間に蔵《い》るや、内通ずることを得ず・外泄《も》ることを得ずして病《や》いをなす。その経脈に入りて五臓六腑に行くや、各々その蔵府に従って病いを生ず。風は万病の長なり。この如く外邪は五臓六腑の盈虚、血脈・栄衛（栄は絡脉の気通・衛は経脉の気通なり）の通塞を致して諸般の疾病を成すと雖も、外邪をして之に乗じて能く病いを成さしむるものは寒・熱・風・湿《しつ》及び飲食なり。また人の虚実・男女・老少・地理・風俗によりても疾病の成生に差異あるなり。外邪に中《あた》らずと雖も内よりして病いを生ずるは喜・怒・憂・思の神を傷《やぶ》り、貧賤の為に形身の苦しむによりて疾病を醸《じょ》うするの類なり。

以上記述するところは唐の医書に説く病理の大要なり。仏書に論ずるところの病理は四大不調の説にして「四大とは地・水・火・風をいう。一年に春・夏・秋・冬の別あり。この時に随い、飲食に調息して腹に入り・消散せしむれば衆病生ぜず。節気もし変ずれば四大も推移あり、此時薬餌なければ必ず病苦を生ず。

解説について

古法按摩術書には古今導引集（宝永四年　大久保道古著）導引口訣鈔（正徳三年　宮脇仲策著）按摩手引（寛政十二年　藤林良伯著）按腹図解（文政十年　太田晋斉著）他数冊あるが、その内、導引口訣鈔・按摩手引・按腹図解が古法按摩術書の三名著とせられている。しかし按摩手引はどちらかといえば、いわゆる「あん摩」に近いものなので、導引口訣鈔と按腹図解の復刻を手つどうことにした。

按腹図解は、昭和10年に明治版の同書に、経絡経穴図や指圧点図・其他の治療点を附録として加筆し復刻したものである。

導引口訣鈔の原著は白文（漢文）なので私達には読めない。昭和17年京都鍼灸学術振興会訳註、仮名混じり文二五〇部限定本として刊行せられたものが私の手許にあり、今回原書の白文を仮名混じり文にしたもの及び、後学一愚子著の「導引秘伝指南抄」（口訣鈔と殆んど同文）が手に入ったが、それらのどちらにしても可成り難解だし、又読み方の異った所があるので、以上三著からの意味を照合して思い切り意訳し、不用だと思われる部は割愛した。

★それと同時に文中に出てくる難解な文字・病名・経絡経穴名などゴシックにしてあるものは（　）で説明したり、別に解説もしたが経絡経穴名は諸君は大体解っていられることだろう。但しその詳細とか効果については「按腹図解」の附録を見て貰うと解る。

素読百辺にして意味自づから通ず—何回も読み返していると自然に判ってくる……といわれている。最初本書を読んだ時「養生按摩の訓」は大変とり付きにくかった。これが原書の白文だったら、並べられた文字の読み方も見当がつかなかったことだろう。仮名混り文の方だって判らない所が沢山あった。だが何回か繰返して読んでいる内に「読み方や意味が判るようになって来た。

白文は漢字が並べてあって文章の句読が解らない。それに送り仮名を付けて、読み方を返り点で示したものを漢文といって、私達は中学校高学年で教えられ、その漢文を仮名混り文にしたのを文語体といった。その文語体、所謂「なり・たり」文でも現在の若い人には読みづらい。文語体の次に出たのが口語体で「です、あります」体だが、現在では片仮名混り、外国字混りの文章になって、日本語の行衛はどうなるかと心配せられている。

私が按腹図解に解説をつけて複刻した頃には「指圧はあん摩とはちがう」というのが指圧師の主張であった。従って今更らしく按腹図解を、という人もあったが、その一方あの一書によって「古法按摩術」のあり方を見直した人もあったし増永静人君が、「経絡指圧」を唱えるきっかけになったのも同書であったと彼は私に話して呉れた。

指圧の原形は「按腹図解であった」と今でも私は思っている。そしてその「按腹図解」は古法按摩と指圧の手を握らした素晴らしい古書の一つであり、それを当時の業界に紹介したことを私のほこりとしている。

導引口訣鈔（序）

人々を病苦から救い、無病長命にしようと思うなら導引按摩しなさい。しかしそれには正しい教えを受けないと上手には出来ない。そこで古今導引集を著わして、導引の大切な所を述べることにした、よく読んで研究してほしい。記憶してから手で行うことなので、それを説明することはむつかしい。

先輩の教えを俗字で初学者にも解るようにしたから、少しは役に立つだろう。後進者諸氏が導引に上達し、薬や鍼灸で治らない病人を救い、千年も長生さすことが出来るようになることを希う。

宝永年間早苗月　武江の遊客　養陽子

★註1　こゝに古今導引集とあるのはおかしい。本書は同学の大久保道古の著でその内容は導引口訣鈔と殆んど同様のものであり、更に一愚子著「導引秘傳伝指南鈔」があり、この方は口訣鈔と全く同一のものである。尚養陽子に就いての詳伝は解っていない。

導引口訣鈔　巻の上

法橋養陽子著

導引根源の訓　*註2

問　病気はどうして起るのか。

答　気血の痞え滞うりで起ります。

問　治療法はどれだけあるのか。

答　鍼灸薬按摩祝由《まじない》の五法があり、一つも捨てられません。世人は、薬が効かなかったらそれが定命だと諦め勝ですが、養生に熱心な人は鍼灸薬按摩祝由のどれにしても、深く研究しなくてはなりません。

扁鵲は　垣の一方を見、髄を搦し荒を揲り幕に爪し腸を洗うといゝ。

澄相公は　無病長命、虚を実となし老を少くすといっています。両公の説は按摩の根本作用をはっきり述べていますからよく研究して下さい。

垣の一方を見るとは　皮膚の具合を見て、体内の状態、即ち病気を知ることで、髄を搦し荒を揲り、幕に爪し腸を洗うとは筋肉を按摩し関節を整える技術のことです。そのやり方は、以下の説明で大体解るでしょうから、よく読んで練習して下さい。

澄相公の無病長命論では、年中按摩していれば病気にならず、もし病気になったとしても、教えられた通りに治療すれば治るといっています。嵆叔夜の養生論にもいってあるように、導引していさえすれば、神仙（不老不死）にはなれなくても、千歳いや六七百歳にはなれるでしょう。

老を少くすとは　年を取ると皮膚が皺になり筋肉が硬くなるから、按摩してコリを軟らかくすれば痩せ衰えず、老人も若くなる、ということです。

已病を治せず未病を治すとは　病気になってから治療するのでなく、予防が大切だという意味です。平生無病の時にも、病気なった時と同じように按摩しなさいということで、患《わず》らってから治療するのは、戦が始ってから矢を造るのと同じで手おくれです。

按摩人を撰ぶの訓

黄帝問うて曰《のたま》わく――　導引行気・喬摩灸熨・刺焫・飲薬の内の一つだけでよいのか、全部行った方がよいのか。

岐伯答えて申さくー　諸方は何人かの方法で全部一人で行えるものではありません。一方を守って万全を期するべきです。導引は長い伝統のある秘方ですから、一方にだけ習熟するようにしましょう。あれもこれもと手を出しても名人にはなれますまい。導引を諸方の最初にしてあるのは、療術中で一番大切だからなのでしょう。

又、**黄帝曰わくー**　気血の流れを整え・陰陽を見極めて諸方を用い、心身の温和な人を選んで導引按摩を教えなさい。よい加減な知ったか振りではこの道の専門家にはなれない。不勉強無能で道の奥儀を究めず、でたら目なことをやるのでは宗匠にはなれない、という意味である。

★註2　鍼灸の古典「黄帝内経」は、古代中国の伝説の黄帝と名医岐伯の問答体になっていて前項「問・答」がその例。文中に出てくる扁鵲も伝説の名医。

養生按摩の訓

左足小指の先から、本節**京骨**の上を通って跟《きびす》を摩《な》で、足の甲を大指の方へ、**然骨**（舟状骨）の上を撫で、足の裏の**湧泉**を揉み、腓骨の下端（外踝《くるぶし》）**絶骨**から**三陰交**へ斜に摩し、深部に硬いコリがあったらよく揉んで軟らかくし、次に脛骨の凹みを通って**三里**に行き硬結《コリ》があったら和《やわ》らげ、膝蓋骨を経て上へ昇り、**陰市**から斜に摩で、真中の**胃経**を甘《くつろ》げ、**風市から胆経の環跳**を摩で、**横骨**（恥骨上縁）**腰骨**（前上腸骨棘）から腹へ廻って下腹部の硬結を知らげる。

亀の尾（尾骨）の先から**腰眼**—**肋間**にかけて摩《なで》て肌を和らげる。次いで**第二十一椎**（仙椎一）から**二行通り**の**肋先**を解かし、前へかかって下部の肋弓をよく摩で、**痞根・日月**の高さのコリをとり、**第十三椎**あたりから両側の**二行通り**のコリをとり、前は**乳中・乳根**の部をよく揉む。

更に**第十一椎**から**二行通り**にかけて、**督脉**を**大椎**へまで摩で上げて脊椎の動きを和らげる。**第九十の**兪（**肝**兪・**胆**兪）のあたりから**大腸経**の**肩髃**を摩で、肩先をよく揉み・腋下に廻り・肩甲骨の下端・**第七椎**（膈兪）から二行通りを斜めに肩髃へまでコリをとり、**欠盆**（鎖骨上窩）を和らげ、**肩峯**を経て**髆骨**（上腕）をよく按摩する。

五の椎（**心**兪）から**膏肓**を経て肩甲骨を撫で、**肩井・欠盆**を和らげ、欠盆骨から腋窩に摩でゝコリをとり、肩関節に痛みや狂いがあったらそれを解結し、**臑骨**のコリをとり、**肺経**を経て**大淵**（脉所）に行き、**腕後**（手首）から母指にかけて瓜の際を廻り、更に**合谷**から母指全体を和らげ、他の各指もよく摩でること数返、節々を動かして滞《とゞこ》うりを除く。

次いで**脳後**（百会の後下）をゆるめ、**完骨**（乳様突起）を左右共に揉み、**曲鬢**のコリを除き、**頷骨**（下顎骨）を動かし、**眉骨**を撫で、**上眼瞼・外眥・内眥**をよく和らげ、百会に摩で上げ、手の平で眉の上を横に撫で、鼻をつまんで動かし、**人中**を指腹で軽く按す。

次いで**内眥―耳の上―曲鬢**から**脳後**へかけて摩し、更に**頬車骨**（頬骨）から上へ、**百会―脳後**の**枕骨**（外後頭隆起）を動かし摩でる。そして**髪際**（後頭項部）の硬結を解き、左右の腮《あご》（下顎骨）の下へ撫でおろす。髪際から斜に二・三回摩で、**大椎**の骨際のコリを解き、**欠盆**を和らげ、欠盆骨を越す。

第二第三の椎（**大杼・風門**）から肩の上に、更に**天髎・巨骨**及び**肩骨を**摩で、肩先から**膏肓**（肩甲間部内側）を越して二行通りを按し、脊骨を越して腋下まで摩でる。

次に第七椎（**膈俞**）から**乳根**まで摩で、また第九椎（**肝俞**）から**日月**の位まで、**二行通り三行通り**を越し、第十一椎（**脾俞**）第十二椎（**胃俞**）から**章門まで**摩で〻コリを解き、二行通りを和らげ、**督脉**を解き摩でる。

腰骨中の高い所から第十七・八椎を右の腹まで越し、**腰骨環跳**のあたりから**尾骨**を越して**横骨**の端を摩でる。**風市**の所を斜めに**髀関**（ふとも〻）から**第二十一椎**（仙椎一）に向って撫でる。

膝の上**伏兎**から**風市**にかけ、膝蓋骨のわきから斜め上方に按摩し、次いで**脛骨**から**胃経**に沿い、足の大指の先を廻り、**隠白**・**大敦**を摩し、足の裏を中指の先から小指の方へ横に撫で、大指の骨から**湧泉**へまで摩し、**内踝**から**環跳**へまで斜めに摩《な》で上げる。

右のように養生按摩をしていれば病気にかゝらず長命で不老だから、貴践・老若男女の別なく按摩しなさい。初心者には以上のように稽《けい》古させ、よく覚えてから、病気のもとである気血の痞滞《つかえ》を除くことを教えなさい。

養生按摩の訓　これは全身按摩のことで指圧でいえば「全身指圧」ということになる。指圧師も、師匠から（或は学校で）まず第一に「全身指圧」を教えられる。

右のように養生していれば長命で不老だから、貴践・老若男女の別なく按摩しなさい。初心者には以上のように稽《けい》古させ、よく覚えてから、病気のもとである気血の痞滞を詔くことを教えなさい、と結語している。これは現代の指圧でも同じことで、兎に角最初から病気治療をすることは出来ないから、まず、師から「全身指圧」を定型的に教えて貰って、それが上手に出来るようになったら、色々な病気が自然に治るようになる。それから、病気治療という専門的の方面を研究しなさい、ということになっている。

■藕絲の訓《おし》え

経脈・孫絡といって、筋骨皮肉の間に、例えば藕絲《はすいと》・糸瓜《へちま》などのような筋《すじ》が縦横に走って気血の通路（経絡）になっていて、之が塞《ふさ》がれると病気が起る。その筋がどんなものであるかを習い覚えさし、その結ぼれの解き方をよく教えることが大切である。

分肉解結の訓え

肉の中には、分理《わけめ》といって隙《すきま》があって幾つにも分れている。例えば蜜柑などを見ると、皮・肉・核《たね》の間に区画があるように。また魚や鳥の肉を割《さい》て見ると一片一片に分れるのでも解るだろう。その肉の間に藕《はす》糸があり、浮絡孫絡というのが之である。

この藕糸のような経絡がからまり合うと肉が硬くなることがあり、内経ではこの状態を巻肉縮筋（結筋・結肉・邪骨など）といっている。この硬くなった肉を軟らかくするのを分肉の術と云い、次のようにする。

藕糸の結《むす》ぼれ＝毛氈や蚕などのまゆを解かすようにするのを解結の術という。

経絡がからまり合って硬くなった場合＝指を糸の間に入れて分けるか、束《つか》ねた筋《すじ》を、例えば麻などのようにゆり動かせば自然に捌《さば》けるのと同じである。

又は前後左右の順・逆に従って経絡を広げる法もある。

胸腹の訓え　附　任脉

＊以下は身体各部の施術法で、手の使い方、圧し方、その他よく出てくる文字をここでまとめて説明しておく。

手を当て＝施術を始める、手を置く。

摩＝まする、撫でる、さする、摩擦する。

摩解・摩除＝強く摩擦する。

甘ろげる＝和《やわ》らげ、軟らかにする。

指をかける＝緊張した筋肉の場合、その側面に指をかけて引張る、或は按す。

邪骨を砕く＝骨のように硬くなっている筋肉（硬結・縮筋）、腫れたり硬くなった内臓や腺・管・諸組織を摩解する。

摧転・転・動・屈伸・舒暢＝主として関節の運動操作。

指を入れる＝筋・骨の間に指を差し込む。

喬＝按撟・按摩。

膏肉＝緊張したり・腫れて硬くなった組織。
解《と》く＝もんで軟らかくする。

欠盆骨（鎖骨）に手を当て、任脉通り**璇璣**・**天突**を越え、左の腋下まで数返撫でる。

乳の上方・**膺窓**の辺から手を当て、**膻中**の上がわ**玉堂**を越して摩で、左の**膺窓**を越して摩でる。右の肋《あばら》・**食竇**から手を当て、**中庭**を越えて解き、左肋の**食竇**を越し、季肋下の**腹哀**を越して肉を分ける。次いで**章門**に手を当て、任脉通りの中脘を越え、左の**章門**を越し、背中に廻るまでのコリをゆるめる。

次に右の**帯脉**（季肋骨下位）に手を当て、**水分**（臍の上）を越して左の**帯脉**を摩して越し、**五枢**の辺りで腰骨（腰椎下部の側方）にかけて手を当て、**天枢**（臍の横）を越し左の**天枢**まで摩で和らげる。次いで腰骨の右前**維道**の所に手を当て、臍の下**気海**・**石門**・左の**維道**の硬結を解き、膏肉や**腰眼**（腰椎2の両側）などを摩す。**環跳**に手を当て、**関元**・**中極**を摩し、左の**居髎**・**環跳**を越し摩でる。**横骨**には特別な秘法があるが、その代り大腿部や下腿の輔骨を和らげて陰器（性器）を力付けるようにするとよい。（恥骨・鼡径靭帯・大腿内側は性感帯で、この部の硬化は性器不全を招く）

任脉は一身の（力を造る）根本である。大食・酒の飲み過ぎ、強い薬の使い過ぎ、幼い時の離《ちば》乳《なれ》の早過ぎ、多食などが原因になって**任脉**の筋（腹直筋）が弓弦のように膨れることがある。これは本当に肥《ふと》っているのではなくて根本は虚《よわ》く、邪気が実しているのだから、指をかけ引張ってよく和らげなさい。

喉嚨から**鳩尾**—**横骨**の間の技《わざ》には秘伝があり、又**煉金丹**という秘術もある。後で述べるような奇効のある術だから、日常実行していると腹が本当に強くなって総ての病気が治る。実修法は巻の下に詳述。

任脉—腸胃の手法は、竪横《たてよこ》・上下・斜《すじ》かいにも摩でるとよい。総体的にいって実証は腹が両わきに張り出ている。だから、**任脉**を左右に分け広げて、両方へ張り出すようによく和らげなさい。

手・肩・頚骨の扱い

手首の扱いは**魚腹**（母指球）の後ろ、**寸口**（橈骨先端・**脉所**）、小指の本節、**腕骨**（手首の角）を摩し、関節部を揉みなさい。

肩を扱うには**肩井**・**肩中**・**肩外**・**膏肓**など（肩甲骨周縁）の巻肉・縮筋・邪骨（何れもひどいコリのこと）をよく検《しら》べて和らげること。肩甲骨の長いのは中風の心配がある。中風とは風に当って起る病気で、肝中風・肺中風・心中風その他の慢性病がある。**膏肓**の下と**腋窩**との間を扱い、**邪骨**（骨のように硬いコリ）があったなら和らげなさい。

頚骨は左右に手を当ててしずかに運動させなさい。欠盆から**肩甲骨**にかけて、**大椎骨**（第七頚椎）の下まで硬結があると肺の気を塞ぐ（胸部の働きが悪くなる）から、気の煩《わずらい》・大頭痛・早打肩（昏倒）・頓死などの急病があるから、平生油断なく肩甲上部のひどい硬結は和らげなさい。だが具合が悪くなったら、強く揉んだり・針灸しなさい。以上のことに気付かなくて急病になった場合は医者の不注意である。

肋骨は**陽維**・**陰維**の奇脈の通る要所（大切な所）だから念を入れて療治しなさい。身体《からだ》が肥満していても、肋骨が浮いて見えるようだと、中風（呼吸困難・心臓病等）になるおそれがある。胸部の病気を治すには、主として肋部を和らげなさい。大小便を通ずるにも肋先（季肋部）の結ぼれを和らげ、肋骨の間に指を入れて広げるようにし、肉中の太い繭絲を摩除《とり》なさい。季肋部に沿って摩すること百・二百返、多い程よろしい。

喉嚨の扱い

喉嚨というのは喉笛（前頸部中央）のことである。それが痩せて硬くなれば蔵府も同じ事だと思いなさい。胃腸が飲食で傷《いた》み乾き・枯れると喉笛も共に病むものである。痰・膈噎（重い胃病）・労咳（呼吸器病）・喉の煩・**任脉**の変・**逆気**・**痞**いずれも蔵府の病気から起る。**喉嚨**が凹んだら撮《つま》んだで引き上げ、硬く尖《とが》っていたら揉みなさい。**喉笛**の下・或は両傍を指で挟んで、硬ければ和らげ・鍼しなさい。秘伝があるが直接教える。

胸・腋・肋の扱い

先ず肋骨の一枚目（肋弓から逆に上方へ数える）**京門**に付く所の骨先（浮肋骨先端）のコリを和らげ、肋について一枚ずつ**鳩尾**まで念を入れて分肉解結しなさい。**鳩尾**から上は**任脉**に指を入れ（口伝がある）骨先を一枚ずつ砕き、肋に従って按摩し、肋先を数返摩でる。

乳から上は**玉堂**から**任脉**に従って上り、欠盆骨の先（胸鎖関節部）を越し、**肩井**まで斜に摩で、次いで腋下の肋間に指を入れて引く。それから**鳩尾**にかゝり、**蔽骨**（剣尖）の左右を指先でさぐって藕糸を除き、**神闕**（臍）を越して**気海**・**関元**まで摩でる。そして**華蓋**・**紫宮**・**天突**まで（又**鳩尾**から上って）の邪骨を特によく砕き、左右に登って数返摩する。

以上のように療治すれば、**鳩胸**・**乳岩**・**痰証**（気管支炎）**膈噎**（胃潰瘍や胃がん）**心痛**（狭心症心臓神経症）・**胸塞**（胸苦しさ）・胸中の病全部、或は胸骨高く、肋燥・形違いなどが自然に治る。肺心肝堅固に調う故に胃の府快《こころ》よく下降し、元の通りになる。

胸の扱いは大変むつかしくて書き著《あら》わしにくいが、出来るだけ軽く按摩しなさい。師伝に「脇は九年母《くねんぼ》（大きい蜜柑の一種）の重さで百返も、中胸は蜜柑の重さで五十返も、真中（胸骨と両側）は金柑《きんかん》の重さで十返も」とあり、師匠の教えをよく受けなさい。

脇腹が引きつるのは肝のせいで、脾胃の調子を悪くし、早く治さないと脹満の證が出る。胃が胸に塞えるようだったら、指にかけて徐々に引き上げなさい。

胃の府の扱い

胃は一身の根本である。何故なれば、十二経・栄衛・絡脈等の生理活動はすべて**中焦**（胃の在る部・**中脘**）から起っているからである。五蔵六府・四肢百骸が胃の働きで養われているので、総ての病気は胃の異常から起る。だから胃の療治をすることが大切で、この道の秘訣である。

胃の**上逆**（胃部膨満感）を治すには、まず**大小腸**・**膀胱**の位置を直《ただ》しくしなさい。それには**腰骨**

臗殿骨（仙骨）**髀枢**（股関節）の骨を按摩して動かしなさい。

季脇（季肋部）**・陰維陽維**（中腹部）を扱い、**腸筋**（腹斜筋）を斎引し、**肉**（下腹筋）を分け肌を甘《やわ》らげ、浮き上っている繭絲を細かにして胃を按し下げること。胃が虚する（力が無くなる）と堅に小さくなるから横に広げなさい。腸胃が沈着（下垂）したら、指にかけて引き上げよう。小便の出ない時には膀胱を引き上げなさい。

分腸の法　小腸は左の方へ・大腸は右へ分解する。腸胃が入り込んだのを分けて、**任脈**を区けることが大切である。腹の底が硬かったら脊骨を揺り動かし、そして**中脘**を横に数十返摩擦しよう。

胃の府を下げる　には大小腸を甘《くつ》ろげ、**中焦**を力を入れて摩で、**任脈通り**を左右に分けるように摩擦しなさい。横にも縦にも斜めにも摩ることが大切である。

小腸は疝気（腹痛・腰痛）になり、悪化しても急には死なゝいが、大腸は急死することがある。心痛などの出た場合には脾胃を甘ろげれば急には死ない。

大小腸を甘《やわ》らげなければ五蔵の病は治らないし、病気の根が切れない。

六府を扱うには摩ることが大切だ。どれだけかゝってもよいからひまを入れて摩しなさい。

大腿の内外の肉を掌《て》にかければ大小腸を軟げることが出来る。

骨節を動かし甘ろげる

先ず**京骨・然骨**（足の小指）を和らげ、五指の骨を動かし、跟《かかと》の肉を和らげ、外踝内踝を甘《やわ》らげ脛骨内外の筋肉と皮膚（ふくらはぎ）のコリに注意して軟らかく解《とき》ほごし、**陽陵泉・陰陵泉**のコリをとり、大腿骨の尖（膝関節の上）を和らげ、下って外踝の後ろに指を入れ、**胻骨**（腓骨）を按し動かし、推し上って**膝眼**に指を入れて動かし、又大腿骨を按し上げ、足背を持って動かし、腓骨を動かす。

腰骨の尖（腸骨前上棘）の邪骨を和らげ、腰骨に大腸の焦れ付いた（下腹部の硬い）のを除《と》り、**横骨**の先を和らげること（大腸の焦れ付いた……というのは、腹部の内臓反射で、腰背部の硬くなっているのを形容しているのだろう）

次いで**尾骨**部のコリを砕き、**二十一椎**（仙骨部）の結ぼれを解き、それから一椎ごとに念を入れて**大椎**へまで分肉解結し、**大椎髪際**（後頚部）のコリを和らげ、**枕骨・完骨**の結ぼれを解き、前髪際を分肉し、**曲鬢**に指をかけ、**百会**を按し、耳の前の骨を和《やわ》らげて**頬車骨**（下顎骨）**結喉**を動かし解き、**欠盆骨**の先**気舎**の穴に付く邪骨を砕き、**肩髃**を甘らげて**欠盆**をつき動かす。

二の腕（上腕骨）の骨先を和らげて三つの骨の内（肘関節）に指を入れて、筋に異常があったらそれを直し、筋肉を和らげて、**肺経**を分肉解結し、**臂**（前腕骨）の先まで気をつけてよく摩しなさい。もし爪に変ったことがあったなら、回復するまで治しなさい。滞りが残ったなら経絡に狂いがくる。

肩骨先を砕き、胸骨先を砕き、**曲池**の結を解き、**陽谿**穴のある手首の横紋に指を入れ、腕骨（手首）を動かしなさい。

玉子骨の扱い

足の陽明胃経**気衝**の下一寸に**鼡径**といって榧《かや》の実に似ているもの（リンパ節）があり、その上下に玉子のような丸い塊《かたまり》のあることがあって、俗に**玉子骨**といっている。強壮な人では外には見えないが、痩せた人では外《そと》から見え、それが大きくて長い程、病気がひどい。足を悪くし・身体にも悪く（と云っているが足や腹部の病気で大きくなる）多くは**孤疝**の証（夜間頻尿）になり、入念に療治して結塊を和らげないと病気は中々治らない。

先ず腰骨の尖りを摩し動かして解結し、**腰骨**・**環跳**を引き上げ、**殿臏骨**（骨盤）**尾骶骨**を転換し

股骨を動かし、**髀枢**を揺り動かす。腰骨に大小腸の付いたのを離し（下腹部を和らげ）筋絡藕絲を解《と》けば、玉子骨は自然に入るものである。

脊骨の扱い

背骨《せぼね》は**督脈**の通る所、身体の柱である。これを扱うと**三焦**（胸腹部）の病気が総て治る。背骨の真中に指をかけて引き動かし、又は左右から按引しなさい。腹の底に硬い塊りがある場合には、**督脈二行通り**（背骨の両側）を治療しよう。こゝにコリや硬結があるのは痞《つかえ》や痰・その他大病の根本《もと》である。

上部が硬いのは**胸中**の病、中部が硬いのは**腸胃**の病、下部が硬いのは**腎膀胱**の病がある。よく注意して検べ、按摩や鍼灸をして速く治しなさい。（脊椎病理に相当している）

亀の尾を主として扱えば諸病が治る。痩せた人はこの骨が長大になるから、よく解結しなさい、自然に壮実になるだろう。

大椎は総ての骨病をこゝで療治しなさい。大椎の上に骨のあるのは邪骨である（頸椎棘突起のことだろう。頸椎が狂うと棘突起が浮き上って邪骨のように感じられる）そこで、**髪際・肩背の結肉・**

邪骨は砕きなさい。そうして後頭・後頚の硬く緊張したのを和らげなさい。（―というのが生きてくる）

腰骨の扱い

腰骨（骨盤及腰椎）は上体を支え、下半身を保つ大関節で人体（骨組）の大切な中枢である。堅《しっ》固《かり》していれば**三焦**が安定し、異常があると**三焦**（胸腹部）が平穏でない。そのために食欲が出ず、下部（腹部の意味）は痩せて力なく、気血が、水が高山に上れないと同じに、充分に全身を巡らないことになる。

按引して（腰骨両側の?）邪骨を砕くと、食欲が出てくるようにまる。左では小腸・膀胱を、右では大腸を扱い、大小腸がくっ付いている場合は喬引して広げなさい（腹部が硬い時には和らげよ、という意味）

骨の高いのは按して直し・肉がおちて減っていれば行気して肉を填《つけ》るようにしなさい。**疝邪**（腹痛・冷え）が骨に入ると腐木《くちき》のようにやわらかになり、血が巡らなくなると枯木のようになる。又、骨が無くなることがあって、之を蝕骨という。按引すれば元の骨に復《かえ》る。邪骨というのは空所に骨が出来るか、或は平常より長くなり、或は形の変ることである。

髖骨・横骨を扱う

尻尖の大骨を**髖骨**（寛骨・骨盤の一部）と云い、同所の大きい肉を殿《でん》と云い一身の基礎である。之を扱えば五蔵六府が総て甘《やわ》らぐ。胃腸を療治するには第一に扱うこと。

環跳の所を**髀枢**と云い、大小腸を甘らげ・胃府を下げるのに大切な所である。万病を扱うのに欠いてはいけない。その下**大腿**・**伏兎**の内外を喬引して動かすと、腰・腹・脚・膝まで和らぐ。**髖骨**・**髀枢**はどれだけ強く療治してもよい。

横骨（恥骨）は毛際の骨で中央で接しているが、実壮な人はその間が開いてすき間があり、痩せこの骨が堅くなって開きにくいのは、男子は疝気で足が不自由だし、女子は難産し易い。自分で按引してもよい。

十六椎から下の脊中を挾んでいるのを**腰髁骨**（骨盤の意）と云って、こゝに疝気が集っている。もし滞ると三焦の気が行《めぐ》らなくて、大小便が出ず、**水腫**・**脹満**などを患う。万病の原因になるから入念に扱いなさい。按引撲術・鍼灸など休みなく用いるとよい。

足を療し扱う

腎経に病気があると足の裏が腫れぼったくなると思いなさい。足の裏を扱うには、足を屈《かが》め・裏を緩《ゆる》めてから指を入れなさい。**京骨・然骨**などを和らげるには、手の両脇・大指・小指の方で肉にかまわず骨を摩でる。

脛骨・三里の下を扱うには、手の平で按し、次いで足・股《もも》などをゆっくり按し揉みしなさい。足を数十辺摩でる。跟《かかと》(腫)を扱うには手の平で打つ心持ちで。

腿《もも》肉《もも》は横に太いのがよく、虚証は竪に皺がよっている。

導引口訣鈔　巻之上終

導引口訣鈔　巻之下　諸病

以上のように按摩すると総ての病気が治る。だが病気によっては治療方法に多少ちがったところがある。例えば頭痛・眼病・腫れ物・小児の病気などがそれである。

中風・傷寒の類

肩・背中の三行通り（脊柱起立筋）から側腹《わきばら》へかけて肋先（肋弓）が浮き上って肉がなく、骨の見えている人は三・五年の内に中風になると思いなさい。大食して胃を悪くし、胃が背中に取り付くので、肩甲骨と肋骨との間に手が入るようになる（痩せる）。主として胃腸を扱いなさい。

胃の府背に取り付きて　胃の具合が悪くなると、胃裏の三行通り・即ち胸椎7～9附近が硬くコッて来て重苦しくなり、自発痛を感じるようになることを指している。

肩肋の間に手を入れる　痩せてくると、肩甲骨が背中から浮き上った感じになって来て、肋骨との間に指を入れることが出来るようになる。このように「手を入れる」ともよく云われるが、これは体表から内部に深く指を押しこむ……という意味。

又云う　**頚・肩・欠盆・咽**の筋肉が痩せて筋張っているのは**中風・膈症**（咽塞り・食道狭窄・胃がん）の恐れがあるから急いで治療しなさい。

中風　風気の人に中《あた》るによりて生ずる風病にして、風は四時の気（風寒暑湿の外邪）なり。その病いをなすや皮膚の間に入り、内に通ずることを得ず、外に泄るることを得ず、その経絡に入りて五臓に行く時は、各々臓腑に従いて心中風・肝中風・脾中風・腎中風・肺中風を生ず。而して

中風の証　は多様にありて、主要なるは半身不随・口噤不開・背強直・頭眩・目痛・口喝・耳聾・頭痛・舌強・不語・失音・驚悸・心中煩悶・骨節疼痛・脚弱・身体不仁等なり─丹波康頼の医心方には以上のように説明せられていて、太田晋斉の云う癇症が当っているようで、神経性の機能失調症や感覚異常を指しているらしい。現代的に云えば自律神経失調症・心身症・ノイローゼ等も中風に含ませている。

中風というと、現在では半身不随のことだけで、卒中の後遺症のことである。だが昔はもっ

と広い範囲の病名であったらしい。その例を拾ってみると

歴節風　身体骨節疼痛して屈伸すべからず、痛甚しくて短気（息切れ）汗を出さしむ。（関節リウマチ）

破傷風《はしょうふう》　傷害《きずぐち》から俄に風邪おそい（感染し）寒熱更作（悪寒戦慄）身体反強・口噤不開（身体が反りかえり、口を喰いしばる）。

卒中風　陰陽不調にして臓腑久しく虚し、気血衰弱するにより風毒それに乗じ、倒れて人事を知らざるの証なり（脳卒中）

白虎風　骨節四肢（四肢の関節）にあって、昼は静かにして夜発す。痛み発すれば骨髄に徹し痛み虎の噛むが如し。（骨髄炎・骨膜炎・関節炎）

頭風　頭痛なり。頭風と頭痛とはその深浅によって之を分つ。

中風は万病の長　と云う程風病の種類は多く、結局のところ「中風とは、症状も定らず・常の病い痼疾（慢性病）となれるを云うにて、俗に云う『痡』と見えたり、俗に云うカゼにはあらざるなり」と佐藤芳定の云った病気の総てを指したもので、特定の病名ではない。

傷寒　熱病のことで、傷寒・温疫・時行の三つがある。傷寒は熱病・時行は流行病・温疫は伝染性のものだとの区別がある。

痞塊のある傷寒（頚肩欠盆の硬い人の意味）の場合は治り難《にく》く、薬では役に立たないから按鍼するべきである。軽い風邪《カゼ》でも熱が中々治らなくて大病になることが多い。よく注意なさい。

食 傷 の 類

食中 ともいう。食傷は内因病で、飲食不節・起居不時（不摂生と運動不足）によるものであり、飢えて不食の者は胃虚し、過飲食で胃に停滞する者は胃気（胃の働き）が弱くなっている。

卒中風・大食傷 は**承扶・三里・脛骨中・環跳・腰眼・腰骨**などで遠くから和らげて後、大小腸・胃の府を直接的に療治しなさい。

膈症・癲癇 なども同じでよい。冷食や不消化な生物《なまもの》も胃を悪くする。

又、弱った腹には小腸に宿食があるものだから、よく按し・気をつけて見なさい。

瘧 痢 の 類

瘧《おこり》は大抵は痞滞から来ているから按引しなさい。襟《えり》肩の痞で悪寒が止らないことが多いからよく注意すること。瘧母《ひきつけ》は肋内《あばら》の筋肉を和らげて胃を按し下げ、痢病《げり》・産後の病・腰抜け・秘結（便秘等何れも下腹部の病い）は大小腸・胃の痞を甘《ゆる》めると治りが速い。

痰・喘息・労咳の類

胃が背中に取り付き（胃の調子が悪いと胃裏が重くなり）大腸の虚弱が肺経に作用して痰・咳の類が起る。或は胃に食毒があって病むといった場合には、大小腸を甘らげれば胃の調子が良くなる。

腎膀胱を調えると発汗・盗汗などが治り、小腸を甘らげると心臓が良くなり、疝気のとがめ（狭心症・心臓痛）も治る。後で粥などを食べさすと胃が潤う。

又、咽や肩頸の痞えでコッていることが多いからそれを和げなさい。又労咳・労熱（慢性の咳）には、大小腸を甘らげ・肝経の痞を解かし、主として胃を下げることを心がけなさい。

二十一の骨（仙椎）を按したり引いたりしてよく和らげ、水道に指が入るように（下腹部が軟らかくなるように）しなさい。大腸は小腸の方に行き、小腸は大腸の方へ行く（下腹筋を軟らかくする）ようにしなさい。

労咳・労瘵（肺の病）は痞滞・欝症（気血の循環不良）から十中八・九まで起る。**京門**・**章門**（季肋部）のコリ、**督脈二行通り**、腹底の癪滞《コリ》、頚肩などの痞塊《コリ》は段々広がって行くので、腹の力がなくなって了い、陰虚火動（陰の腎が衰え、火の心が強くなり、臍部に動悸がたかまる）の証になる。速く治療すれば治ることもあるが、痩せて来たら治らないと思いなさい。

水腫・脹満・積聚・痞・疝気

水腫・脹満　腹が腫れていて、按しても指が腹へ入って行かない場合は、**環跳**の高骨（前上腸骨棘）が高く現われている。ここから手を入れて扱うと腫れは引く。水腫《むくみ》というのは全身性或は局性性の浮腫《むくみ》（心臓病・腎臓病・脚気等）を指すが、脹満というのは腹水のことであろう。腹膜炎・肝硬変等で腹水の溜ったのを脹満という。

積聚　腹の底に塊りのあるのは腸胃が脊に取りついたもので**積聚**《さしこみ》（痛）ではない。大小腸・胃・腰・背中等を和らげなさい。数十年の痛みも、二・三回の施術で治って再発しない。

痞《つか》え　は殆んどが胃の病いである。胃は鳩尾（心窩部）の下にあるのだから、疝気の痞えだと思ってはいけない。（疝気は大抵下腹部）胃から上が硬くなり、任脈筋（腹直筋）が弓弦のように脹っているのは難治である。**任脈**と**督脈**との間に縦に硬い筋（腹底筋）が手に触れられることがあるが、大小腸胃の腑をよく動揺すれば痞えが下る。

疝気　下腹部の痛みには膀胱を引き上げる。

下から起る痞は主として足を療し、上から起るものは頚肩を療し、背中から起るものはその起っている所を扱う。

腹の痞え　は大小腸を扱い胃を下げなさい。又、肩頚・欠盆の滞りで腸胃を引上げて痞えることがある。膏肉があったなら入念に和らげなさい。

淋病・大小便閉の類

淋（頻尿）　は下腹部を主として扱いなさい。下腹部が膀胱を圧《お》さえているからである。だが、小腸を甘《やわ》らげないでおいて膀胱を無理に按えてはいけない。膀胱から小腸へかけて徐々に引き上げなさい。

便秘　大便が出ないのは、腸胃を他の痞えと同じに扱いなさい。季肋部を和げ、肩甲骨・腋の後下の肋骨を摩動し、**腰骨八髎**（仙骨）の穴を按す。大人で夜着などを沢山着て扱いにくい場合は、足の経絡でよく甘《くつ》ろげ、或は針灸してもよい。腸胃を扱うことが大切である。

小便閉・血便・遺尿　などは小腸を引上げなさい。小腸が膀胱を押さえて小便の出が悪くなるから、指をかけて引き上げなさい。小便がすぐに出る。

膈噎・不食の類

膈噎　腸胃が弱って脊中が重くなることはよくあるし、喉が瘦せて臓腑に移ることがある。そんな時には咽喉を扱い、痞えや邪骨があったなら按去しなさい。鍼治も良い。

主として腸変を治しなさい。それには背中を第一に甘らげること。

不食　食欲不進も同上。不食をそのままにしておくと胃の力が増々弱くなる。焼食《やきじき》（?）を進めてみなさい、食欲が出てくる事がある。**喉嚨**・**欠盆**・**肩頚の痞滞**で舌の気が通じなくて・味を感じなくて食欲の出ないことがあるから、この附近を扱うこと。

又、背中の**肺兪**（肩甲骨下）・**痞根**の所で気が塞がって不食することもあり、大小腸・膀胱の変で腹底に堅塊が出来て不食し薬を受けつけないことが多いから気をつけなさい。

頭痛・眩暈の類

上部（肩頸以上）を扱っても治らない場合は、胃が胸へ上っていることがあるから腸胃を下げると治る。肩頸の痞を砕き、頭を扱えば頭痛はすぐ治るものである。

鶴膝風・手足不屈伸・筋違

脚気・鶴膝風（膝関節炎）　両方共、肉が結ばれ筋肉が縮むからであり、胃経が縮んで骨に付くからである。分肉解結しなさい。

手足不屈伸　指・頚・腰・足のどこもコッているから、細かに解結し、胃を扱い、筋を伸べなさい。せっかちにやっても急には治らないから気永に療治しなさい。

筋違《すじちが》い　その場所によって手順が逆の必要があり、膝から近い足の甲が張ることがあるから、よく分肉解結しなさい。

脉打切れ・不寐・動気

脉打切れ・動悸　動悸は肺（肺疳）疝気の証に多い。肝経・胃経・膀胱経が結ばれていたら**腰の七骨**（腸骨前上棘・横骨の両端・大腿骨・亀の尾）をよく和らげ、**環跳**を療し、**外腿《ふともも》**を摩動しなさい。扱い方は疝気と同じ。

不眠　は**湧泉**をよく摩《さす》り、足を扱いなさい。

腫物・骨節痛の類

腫物《はれもの》　の出来るのは、筋肉が硬くなって気血の流れが悪くなるからである。分肉解結し、もつれた筋を入念に解きなさい。初めの内は腫の外を遠く摩り、次いで腫物の中心部を百～二百～三百返も摩りなさい。瘀血が去り肉が上ってくる。詳しいことは口伝を受けた方がよい。又、腫が燥いて硬くて扱い難《にく》くなった場合には、油を指につけて摩《こす》りなさい。

筋骨（関節）　筋《すじ》とは腱のことであろう。筋張っていて痛い腱は指をかけて引き、骨のように硬い部分は按摩して和らげよ。内方まで痛い場合は鍼をせよ。浮腫などのように硬結が砕けて痛みがすぐに治る。

問うて曰く。解結の術が古法にあるか。

答「黄帝内経霊枢」官能篇に解結の法があるから参考にしなさい（以下四行省略）

眼・耳・歯

眼 は肝に属す。上綱《ウワマブタ》（上眼瞼）は足の太陽経・下綱（下眼瞼）は足の陽明経・内眥《まがしら》は手の少陰経・鋭眥《めじり》は足の少陽経が夫々主《つかさ》どり、瞳子は腎の精である。**顴骨**（頬骨）**眉骨**（前頭骨）には浮絡・繭糸があって角膜の血筋になる（結膜出血？）入念に摩して除きなさい。眼の病気の場合は、まず頭上を摩り、上下の眼瞼を数十辺、左右の目尻《めじり》と鼻を摩擦し、頬骨と前頭骨（以上眼の周囲）を全部扱いなさい。

耳 は腎に属し、十二経が全部集っている。耳の病気では耳後の完骨を摩擦し、耳下に結肉邪骨や痞滞《コリ》があったなら按摩して和らげなさい。コリがひどくて深い時は鍼で砕き、頚項部の結ばれや邪骨を砕きなさい。

歯　は骨の一部に属している。下歯は手の陽明大腸経が主どり、上歯は足の陽明胃経が主どっている。この場合も頚・喉嚨の結肉藕糸を解き、頬骨の耳の前後を按摩すると痛みが和らいで歯が堅固になるし、歯肉の脱《おち》たのも回復する。

小児養生按摩の法

疳・驚・亀胸・亀背の類

萬《よろず》の病は滞りから起る。気が滞ると血が滞り、血が滞ると熱が出るし、熱が出ると痰ができて色々の病気になる。気が滞るのは何が原因だろう。養生法に反《そむ》くことがあると肉が結ばれて筋（藕糸）を閉じるようになる。これが痞滞の根元で、導引でないと痞滞を開くことが出来ない。

小児はいつも按摩していれば病気にならず、弱い体質を健康にし、栄養が良くなって精神（気力）が増え、一月の内に皮膚が丈夫になって色沢《いろつや》が良くなる。そして、特別に養生しなくても百歳を超える人もある。

黄帝は人を撰んで導引を教え、扁鵲は垣の一方を見て（皮膚の状態で）体内の病気を知って、それを按摩し、臓腑を扱うと云っている。この二人の言は尤もな事で、乳母《うば》は次の教えのように一心不乱に按摩しなさい。

足の五本の指の本節から爪先まで、左から右へ・右から左へ廻り、爪に沿って摩でること各指とも三返。足の裏を大指の方から摩《な》でること五返。足の甲を踝のわきから指先まで三返。踝の上を握って丸く摩でること十五返する。

次いで、膝から腰骨まで七返、外腿の下の付け根から膝まで五返、**亀の尾**から**大椎**まで三返。**中脘**を横に十返。**鳩尾**から膝の下まで五返。又臍の下を横に五返。肩から指先へまで五返摩する。胸は決して摩ってはいけない。

摩り方は碁石二・三目の重さで、指先に気をつけて・先方へ軽く摩でること。毎日一度宛、右の順に摩でること。これを「**小児按摩の小鏡**」という。乳母によく稽《けい》古さしなさい。

又、**承扶**から**血海**まで摩転すると、乳や食物がよく消化《こなれ》て病気にかからない。背骨や肋骨を摩る時に手が滞ると痛み、骨に当らなければ痛くないから、手順よく摩《さす》りなさい。

任脈・中脘・足を摩る時に、内股の筋が痩せて筋張っていたら、横に指をかけて引きなさい。

脊椎は高い所（棘突起）を按してもよい。

癇　を治療するのも大体右の通りでよい。

★癇というのは小児の病気で、瘧母《ひきつけ》・夜驚病・夜泣きといった小児特有のもので疳病《かんのむし》と痘疹《できもの》があり、疳証に五種ありと次のように述べている。

肺疳＝咳嗽・急喘し、寒熱往来す。
脾疳＝身黄にして肚大、利下す。
肝疳＝頭を揺り、白膜瞳を遮り、汗出て筋青く、肉色青黄、伏臥す。
腎疳＝体痩せ、身に瘡疥出で、寒熱時に起り、頭熱し・足冷ゆ。
心疳＝面黄・瞼赤く、心煩、口瘡を生じ、虚して驚き易し。
その症は「甘いもの」の過食や不摂生から起るというので「疳」という。（古書）

心疳　は主として小腸を甘《やわ》らげ、**章門**のコリを解かし、肋先から脊の二行通り・**督脈**を越して十五返摩擦しなさい。足の**肝経**・大腿を強く摩擦すること三十返、足まで五〜七返、足の指先を入念に摩しなさい。

肝疳　は三行通りを摩して**腰眼**を解し、足に行って心疳と同じに摩擦しなさい。

腎疳　横骨の末を強く動かし摩すること十返、もし骨が高かったなら按すこと三返、亀の尾の左右を上りに摩すること十返、二十一椎を揉むこと七返、同じく骨の隙（仙骨孔）を上方に強く摩すること五返、**督脈**の上を摩して左右共に甘らげなさい。

脾疳　は**中脘**・**胃経**を摩すること十返。足の**脾経**を摩すること五返、**絶骨**・**三陰交**を摩すること五返。もし踝の外で手に触れる結塊があったら軟かくなるまで摩擦すること。

肺疳　は主として大腸を甘らげ、脾胃の巡る所は小腸と同じで、肩骨と胸骨の先を砕き、手の**肺経**を解き、二の腕の真中を摩ること十返、左右共に摩擦しなさい。胸を摩擦してはいけない。

疳眼・虚眼　は督脈を摩擦する。背骨高く或は低く(頚椎異常)かったりなどの場合は、正常になるまで摩擦する。

虫疳　は胃の腑を第一に扱いなさい。

急驚風　は産後の**血の道**と同じに足を主として扱い、特に指を摩する。上部は摩らないこと。屈んで寝る子に多い。

慢驚風　脾胃の虚していることが多い。**天枢**の左右に引きつりがある。**水分・気海**を摩ること十・二十返、**天枢**の引きつりを甘らげて除きなさい。腰骨の下**環跳・大腿**の中から上を三百返も摩擦しなさい。左右共に脾胃の行《めぐ》る所を足先まで入念に摩し、中脘を百から三百辺程も摩し、又手を摩すること。

亀胸《はとむね》　季肋下部を摩でること。長く病っている者は胃の腑が脊に引きついているから、その部分と手足の先を療そう。発病後二・三年すると脊中の硬さも少くなるから、背骨が伸びるようにしよう。主として肩を扱い、肩と手を療治し、二行通りを和らげよう。

亀背《せむし》　二十一椎の骨を和らげて、左の腰骨を解かし、右の腰骨の方へ行くように、左の環跳が右の方へ行くように七骨を砕くこと。七骨とは左右の腰骨・左右の横骨端・左右の大腿骨・亀の尾のことで、それ以外に二十一の椎骨をよく砕きなさい。

語遅《どもり》　喉嚨に気をつけよう。三・四歳までに足の立たないのは、足が立てば治ることがあるけれども、足が立っても治らない場合は難治である。

疱瘡　発病二日目になると、顔に手を当ててみると、肉の内に松葉の先か針の先に触れるような感じがする。又、発病後間もなく手足の屈側をローソクの灯でよく見ると皮下に見えると云われている。又、**痘疹**と**痞**とが合併していると色々と変化することがあるので痞に気付かないことがある。

乳癖《かたかい》（乳腺炎）　**章門**・**京門**の結れを解き、乳房の底に指を入れて、後ろから前へ分肉する。

六腑の病五臓に移る

胃を療すれば脾臓の病気が治り、小腸を療すれば心臓の病気が治り、大腸を療すれば肺臓の病気が治り、膀胱を療すれば腎臓の病気が治る。だのに胆だけは肝臓を療治する。又命門を療治して三焦が治るという。

問　腑を療治して臓の病気が治るのだったら胆を療治するべきなのに、逆に肝臓を療治するわけはどうしてなのか。

答　胆は肝臓の短葉の間にあるので按蹻しにくいので、肝臓を療治して胆の病を治すのである。

問　肝は臓なのに按蹻することが出来るか。

答　筋絡藕糸はすべて肝臓が主っている。蹻術はすべて肝を療する法だからである。

問　**命門**を療治すると**三焦**が治るというわけはどうしてか。

答　**命門**は人身の元気であり、両腎の間、臍下の中主である。**気海**（臍下）で命門を療治すると、上中下三焦（上焦・胸、中焦・上腹、下焦・下腹）の病気はすべて治る。命門の治療法は、本文で詳述する。

以下「六腑から五臓に移る病気」は現代的に見て、不明で理解・解釈しにくい点が多いので解説は省略して、原文のまゝ読み下して載せることにした。解説者の不明を詫びる次第である。病名と症状名、例えば「胃の病気＝中焦の滞痞、膈噎、中風、中気、吐血、心腹痛、水腫」その他が「脾の病気＝面黄、嘔逆、小便不利、痞、疝……」になるのだが、解ったようで解らない。識者の助言を待つことにする。

六腑から五臓に移る病気

胃の病気＝中焦の滞　痞　膈噎　中風　中気　吐血　心腹痛　七・八椎の痞　不食　悪心　吐逆

胃寒熱　肢節痛　脹満　水腫　衄血　黄疸　瘡毒　下疳　下歯痛

胃の病気脾に移る

脾臓の病気＝面黄　呕逆　呑酸　痢　中満不食　洩泻　四肢腫脹　百節疼痛　脹満　大便硬　黄疸　小便不利　膈中不利　痞　疝　脹痛　滑泄不止　脇痛満

右は胃の病気が脾に移ったものだから、胃を療治しないと脾臓の病気は治らない。又、脾胃は人間生命の根本だから、胃を療治すれば万病がすべて治る。

小腸の病気＝口瘡　痔　咽痛　領《えり》腫　疝瘕　秘結　労嗽　小便赤渋　腰滞　大汗　脚気　風毒

小便不便　滞下　酒毒

小腸の病気心臓に移る

心臓の病気＝口舌瘡　骨痛　舌焦　恐懼　腹中熱　胸痛　心痛　肩背臂膊痛　胸腹腰背引痛　手熱赤腫　面赤目黄　狂笑　吐血　喉閉　背痛　消渇　妄乱　多忘　太息　瘖不語　狂言　癲癇

癲狂　乱心　腰腹中熱　咽喉乾燥　掌熱　小便不利　小児胸骨高

右小腸の病気心臓に移る。故に小腸を療しなければ心臓の病気は治らない。

大腸の病気＝便血下血　脹満　痢　疝寸白　咳嗽　手足不屈伸　腿不仁　腿肉減　痿症　鶴膝風

人面瘡　蹠跛　筋違い　痔　脱肛　腹脹　環跳の積聚　面疔　上歯痛　産後の痢　同腰抜け

大腸の病気肺臓に移る

肺臓の病気＝咳嗽　清涕　胸満　背痛　肺癰　吐血　肺痿　乳腫れ　気腫　瘰癧　乳岩　喘息

痰　脉結滞　鼻痔　赤鼻　香盲　悪臭　諸瘡　脇疾　眉頚の疾　体気　亀胸　亀背瘡

右大腸の病気肺に移る。故に大腸を療治しないと肺の病気は治らない。

膀胱の病気＝小便不利　頻尿　脹満　赤白濁　五淋尿白　遺尿　小便の後煩　其他小児病

膀胱の病気腎臓に移る

腎臓の病気＝下腹脹満　頻尿　腹痛　冷え症　腹大臍腫　陰湿　小便失禁　腹結痛　遺精　気上

衛心　耳痛　咳嗽　胸痛　骨痛　陰痿　疝　眼花　痔　脹満　洞泄　腿筋痛　口熱舌乾咽腫

黄疸　腹痛　吐血　歯痛　虚労

右膀胱の脉気腎臓に移る。故に膀胱を療治しないと腎臓の病気は治らない。

肝臓の病気＝瘧疾　咳逆　健忘　眩暈　眼病　盲目　怒　気逆頭痛　耳鳴　息積　小便難　嘔逆

吐血　筋痛　筋麻痺　疝　瘲攣　遺溺　黄胆　腫中驚怖　月経不順　腹脹
肝臓の病気を治すには筋を療治せよ。

肝臓の病気胆に移る。

胆の病気＝半表半裏　清汁を嘔く　口苦く太息　舌下痛　高熱で睡り冷えれば睡らない
右肝臓の病気は胆に移る。だから肝臓を療治すると胆の病気も自然に治る。

命門の病

陽が不足すると脾胃が虚する。不食　嘔悪　腹痛　膨脹　水腫　大便不実　小便遺　腰膝冷弱
肢節痺痛　寒を怯《おそ》れ　神気疲　心痛　痰　寒疝　喘　痞　膈　久瘧　久痢　月経不順　小児疳痢
下冷（命門＝督脈中の穴で第三腰椎上に当る）
命門は三焦と表裏しているから、命門の病気は三焦に移る。
三焦は五臓六腑・栄衛経絡・内外左右上下の気を惣領している。三焦（上焦は胸部・中焦は上腹部・下焦は下腹部）に気が通じていれば内外左右上下は皆気が通じている。その身体を行《めぐ》ることで、体内を和し・体表を調え、左側を栄し右側を養い・上を導き下を宣べる働きは大変なも

のである。
衛は上に・栄は下に出る。上は絡脈の系・中は経脈の系・下は人気の系である。
又、膀胱は宗始(?)に属し、陰陽を通じ、虚実呼吸を調える役をしている。
腹脹気洶・下腹部堅　小便不利　脹満　舌乾　口焦　咽閉　脇肋痛　胸背引痛　遺溺　頭面腫
腹脹　喘咳　下痢不止　腹鳴　小便不通　大便難　下痢
命門を療治すると三焦の病は自然に治る。

鍼灸薬撲法

問　鍼灸を用いた方が良いだろうか。
答　左様。按術を用いても、病邪がひどく、膏肉がひどく硬くて骨髄に入いれば鍼灸しなさい。病気の軽重に従って針の長短、大小を検討しなさい。按術に委しければ鍼灸の方の加減も判っているだろう。
灸　は虚寒がひどくて気血の行《めぐ》りの悪い場合には必ず用い、又按して邪気を退け・痞を和らげたなら灸をするとよい。薬で按摩の効を助け・按摩して薬の効を助けなさい。その他食養も大切だが、見当ちがいなことをすると却って悪い結果を招く。

撲法　とは和らかい石を丸く長く削り、紙で数十返・更に布に包んで、腰の七骨・二行通り・三行通り・痞塊《こん》の上・頚肩髪際等の邪骨を打砕くと良い。古の砭《いしばり》といったのが之であり、大変良い方法である。又木を長さ七・八寸程に丸く削り、二行・三行通りの痞滞を按動するのも良術である。

煉金丹の術

不老長生の道を修行しようと思うなら、絶えず丹田に精神を落着けることを忘れてはいけない。**丹田**は臍下の中央で、ここは天地の**根**・万物の**本**で「一を守る」と名づけられている。「人が一をよく守れば・一も人をよく守る」という。正坐して無心になり、母指を両方の脇の下に当て・脊骨を真直にし、会陰の穴を敷き（肛門に足踵を当て）息をつめて・下腹部に力を入れ・肛門を引きしめて息を呑み・歯を喰い締め・息をすると、気は胸に入り―腹に降り―腹の気は丹田に帰り腹に満ちる。

　こうして純陽温和の気ができ・弱い気は強くなり・強は剛になり、腸は筋になり煉られて金になる。万病が悉く無くなり、身体は堅固に・精神は日々に強化せられる。起きている時も寝る時も、右のように修行しよう。せっかちになってはいけない。

又、丹田を思いさない。思い方に口伝があるが、要するに心を臍下に置い・動かさず・忘れず、話し中も黙っている時も・食事中も・呼吸している時も、丹田を忘れてはいけない。

又、病気があって気の降りにくい時は療治しなさい。鍼灸薬按祝由だけについては本文に述べた通りである。祝由（精神療法）は神国《わがくに》の風習だから最も重じなさい。

行気の法

午前四時、南の方に向って坐し、心を清くし雑念を去り、気を閉じて息をしないこと七度、又堅い物を呑むように気を呑むこと七度、それから口中舌下の唾液をどれだけでも呑むこと………と内経に書いてある。

導《ドウ》引《イン》口《ク》訣《ケツ》鈔《セウ》

夫《ソレ》無病長命ニシテ、諸人ノ苦《クルシミ》ヲ救《スクハ》ント思バ、専《モツハ》ラ導《ドウ》引《イン》按《アン》摩《マ》スベシ。雖《イヘドモ》然《シカリト》正《タダシク》訓《クン》ヲ受《ウケ》ズンバ、良《リヤウ》能《ノウ》ニ至《イタ》リガタシ。故《カルガユヘ》ニ古《コ》今《コン》導《ドウ》引《イン》集《シフ》ヲ撰《センジ》テ、其《ソノ》要《ヨウ》ヲアラワス。讀《トク》誦《シヤウ》工夫《フウ》スベシ。心ニ得《エ》テ手《テ》ニ及《オヨボ》ス業《ワザ》ナレバ、不能委述。今先《セン》師《シ》ノ言《コトバ》ヲ、俗《ゾク》字《ジ》ニ綴《ツヅル》

聊《イササカ》初《ショ》学《ガク》ノ為《タメ》ニス。僅《ワヅカ》ニ便《ビン》トモ成《ナラ》ンカシ。後《コウ》裔《エイ》此術《ジユツ》ニ通《ツウ》達《タツ》シテ、鍼《シン》灸《キウ》薬《ヤク》ニ及《ヲヨビ》カタキ患《ウレヘ》ヲ救《スクヒ》、齢《ヨハイ》ヲ千《セン》歳《ザイ》ニ延《ノバル》者《モノ》アラバ、是《コレ》予《ヨ》ガ甚處《トコロ》也。寶《ホウ》永《エイ》ノ比《コロ》早《サ》苗《ナヘ》月《ツキ》、武《ブ》江《コウ》遊《ユウ》客《カク》猴陽子、毫《ガウ》ヲ普《フ》斎《サイ》ノ益《エキ》寿《ジュ》軒《ケン》ニ染《ソム》ル者《モノ》也《ナリ》

導《ドウ》引《イン》口《ク》訣《ケツ》鈔《セウ》目《モク》録《ロク》

煉《レン》金《キン》丹《タン》ノ術《ジユツ》
行《コウ》氣《キ》ノ法《ホウ》

目録終

導《ドウ》引《イン》口《ク》訣《ケツ》鈔《セウ》巻《クハン》之《ノ》上《ジヤウ》

法《ホツ》橋《キヤウ》養《ヤウ》陽《イヤウ》子《シ》著《チヤクス》

導《トウ》引《イン》根《コン》源《ゲン》ノ訓《クン》

或《アルヒ》問《トウ》。諸《モロモロ》ノ病《ヤマイ》イヅレガ根《コン》本《ボン》ナルヤ。曰《イハ》ク、痞《ヒ》滞《タイ》ニヨリテ起《オコ》ル也《ナリ》。又《マタ》問《トウ》。治《ヂ》術《ジユツ》イクバクアリヤ。曰ク、鍼《シン》灸《キウ》薬《ヤク》按《アン》摩《マ》祝《シユク》由《ユウ》ノ五法《ハウ》ノ三ツヲモ不《ズ》可《ベカラ》捨《スツ》。假《タト》令《ヘ》ハ水《ミヅ》ガ祖《ソ》ナレハ火《クハ》木《ボク》金《キン》土《ド》ハ無《ム》用《ヨウ》ノ物《モノ》。心《シン》ガ主《シユ》ナレバ肝《カン》腎《ジン》脾《ヒ》肺《ハイ》ハナクテモト云《イヽ》、薬《クスリ》専《モツハラ》ナレバ鍼《ハリ》灸《キウ》按《アン》祝《シユク》ニ及《オヨバ》ズトテ捨《スツ》ルト同《オナジ》意《コヽロ》也《ナリ》。世《ヨ》俗《ゾク》ハ一《イツ》見《ケン》ニナズンデ、薬《クスリ》験《シルシ》ナケレハ定《ジヤウ》業《ゴウ》ナリトス。衆生《シヤウ》ニ志《コヽロザシ》深《フカ》クバ、五法《ハウ》トモニ奥《アウ》儀《ギ》ヲ究《キハ》メ明《アキラ》ムベキ也。扁《ヘン》鵲《ジヤク》ガ傳《デン》ニ云《イハク》、見《ミル》ニ垣《カキノ》一《イツ》方《ホウ》ヲ。搦《タジ》髓《ズイ》ヲ揲《トリ》荒《クハウ》ヲ爪《ツメ》幕《マクヲ》浣《アラフ》腸《チヤウ》ト云ヽ。

澄《トウ》相《シヤウ》公《コウ》云《イハク》、無病《ビヤウ》長《チヤウ》命《メイ》虚《キヨ》

為《シ》實《ジツト》ハ老《ラウ》為《ナス》少《セウ》ノ石兩公《リヤウノコウ》ノ述《ノブ》ル處《トコロ》按《アン》摩《マ》ノ
根元《コンゲン》ノ究《キハメ》リ約《ヤク》ロリ能《ヨク》ニ工夫スベシ垣《カキ》ノ一
方ヲ視《ミル》トノ外ヲ見テ内《ウチ》ヲ知《シル》ソノ洞《ホカウ》ニ病情《ビヤウジヤウ》ヲ
覺《サトリ》知《シル》也。撥《ダン》髓《ズイ》摽《ヘウ》荒《クワウ》爪《サウ》幕《マク》浣《クワン》腸《チヤウ》トハ肉《ニク》筋《スヂ》
ヲ扱《アツカ》ヒ骨髓《コツズイ》ヲ療《レウ》スルノ業《ワザ》也。本文《ホンモン》ニ畧《ホボ》註《チウ》
釋《シヤク》スル所也。是ヲ見テ鍛錬《タンレン》スベシ。澄《トン》公《コウ》ノ無病
長命《チヤウメイ》ト云《イフ》ルハ常《ツネ》ニ按摩《アンマ》スレバ諸病《シヨビヤウ》發《ヲコ》ル

導引　上　五

ナクノ若《モシ》雖《イヘドモ》病《ヤマイ》発《ハツ》数《シバ〳〵》ノ如《ゴト》ク行《オコナ》ヘバ則《スナハチ》イユ
ベシ。嵇《ケイ》叔《シユク》夜《ヤ》養生論《ヤウジヤウロン》ニ云ル如クノ導引《ダウイン》スレ
バ神仙《シンセン》ニ至《イタラ》サレドモ千載《センザイ》ヲバ可《ベシ》持《タモツ》ト也。ナサ
クドモ六七百歳《サイ》ハ保《タモツ》ヘシト云ミ。
老《ライ》ヲ少《ワカク》ナストハ老《ライ》ヌレバ肉《ニク》結《ムスボ》レ皮《カハ》コカシ筋《スヂ》
枯《カ》レ骨カタクナル。按《アン》蹻《キヤク》ヲナシ骨《ホネ》ヲ碎《クダ》キ
肉《ニク》トナセバ不《ズ》瘦《ヤセ》衰《ヲトロヘ》筋骨《キンコツ》ウルホイ老《ラウ》衰《スイ》タ

リトモ若《ワカ》クナル事疑《ウタガヒ》ナシ。
已《イ》病《ビヤウ》ヲ不《ズ》治《オサメ》未《ミ》病《ビヤウ》ヲ治《ヲサム》ストハ平生《ヘイゼイ》無病《ムビヤウ》ナル
時《トキ》已《スデ》ニ病《ヤマイ》ニ望《ノゾ》メル如《ゴト》クノ根生《コンジヤウ》スベシ病《ヤマイ》ヲエ
テ治《ヲサム》ヲナスハ軍《イクサ》ヲ見《ミ》テ矢《ヤ》ヲハグ也。コノ
心《ココロ》得《ヘ》肝要《カンヨウ》也。

按《アン》摩《マ》人ヲ撰《エラブ》ノ訓《ヲシヘ》

黄《クワウ》帝《テイ》問《トフテ》曰或《アル》ヒハ有リ導引行氣《カウキ》喬《キヤウ》摩《マ》灸《キウ》熨《ウツ》

導引　上　六

刺《シ》焫《ゼイ》飲藥《インヤク》之一ニ者《ノ》可《ベケン》獨《ヒトリ》守《マモル》耶《ヤ》。將《ハタ》盡《コト〴〵ク》行《オコナハン》
之ヲ乎。岐伯《キハク》答《コタヘテ》曰諸方《ハ》衆人《シユウジン》ノ方《ハウ》ニ非《アラズ》一人《イチニン》ノ
所ニ盡《ツク》行也。此乃《スナハチ》所謂《イハユル》守《マモル》一ツ勿《ナカレ》失《ウシナフ》萬物
畢《ヲハ》ル者《モノ》也ト云ミ。
右ノ文義ニ依《ヨレ》バ前《ゼン》聖《セイ》道統《ドウトウ》ノ心法《シンハウ》ナレバソノ
職《シヨク》ヲ專《セン》一《イチ》ニスベシ。熟《ジユク》学《ガク》ニテハ難《ガタシ》至《イタリ》妙處《メウシヨ》ト
見《ミヘ》タリ。導引ヲ最初《サイシヨ》ニイヘルハ療術《レウジユツ》ノ肝要《カンヨウ》

タル故《コ》ナルカ。
又《マタ》黄帝曰ク理ニ氣血ヲ而調ヘ諸ノ逆順ヲ察シ陰陽ヲ
而然ニ諸方ノ幾節ノ柔《ジウ》筋ノ而心和利ヲ有使ム
導引行氣ト云フ。
右ノ大義ヲ悟《サトリ》テ智能全《マタ》ク備ハリ醫道ノ根《コン》
元ニ通《ツウ》達《タツ》シ兼《カネ》テ諸《シヨ》道《ドウ》ヲ明《アキラカ》ニシ心脉《ミヤク》共《トモ》ニ
和《クハ》順《ジユン》ナル人ヲ撰《エラン》テ訓《ヲシユ》ベキ事也。浅《セン》智《チ》短《タン》才《サイ》

ニテハ専門《モン》ニ至《イタ》リガタシ。不《フ》学《ガク》無能《ノウ》ニシテ。
奥《ワウ》儀《ギ》ヲ究《キハメ》ズシテ妄《ミダリ》ニ行ハバ小ガ細工ナリ
此《コノ》道《ミチ》ノ宗《ソウ》匠《シヤウ》ト云イガタカルベシ。

猴《コウ》生《ジヤウ》按《アン》摩《マ》ノ訓《ヲシヘ》

左《ヒダリ》ノ足《アシ》ノ小《コ》指《ユビ》ノ端《ハシ》ヨリ。本節《モトフシ》京骨《ケイコツ》ノ上ヘヲ
訣《マチ》跟《カヽト》ヲ摩テ。跗《フ》上大指《オホユビ》ノ方《カタ》ヘカケ。然《ネン》骨《コツ》ノ
上ヘヲ摩デ。足心《アシウラ》湧泉《ユウセン》ニカケテ解《ト》キ外《ソト》踝《クルブシ》

絶《ゼツ》骨《コツ》ヨリ。三《サン》陰《イン》交《カウ》ヘスヂカイニ摩デ底ニ
滞《トヾコホリ》アラバ骨《ホネ》ナラバ砕《クダ》キ。筋《スヂ》ノ変《ヘン》ヲバ指《サス》リ
摩《ナデ》脛《ハギ》骨ノ中ヲスヂカイニ摩デ。三里ノ上ヘ犢《ジヤ》
骨《コツ》ヲ砕キ。膝《ヒザ》蓋《サラ》ヲ砕《クダ》キ。股《モヽ》ヘ上《ノボ》リ。陰市《シ》
ヨリ斜《スヂカヒ》ニ摩《ナデ》真《マン》中《ナカ》ノ胃《イ》経《ケイ》ヲ井ゲ。風《フ》市《シ》ヨ
リ。膽《タン》経《ケイ》ノ環《クワン》跳《テウ》摩《ナデ》。横《ワウ》骨《コツ》ノ末《スヘ》ヨリ。腰《コシ》
骨《ホネ》腹ニマワリ。分《ブン》肉《ニク》解《カイ》結《ケツ》シ。亀《カメ》ノ尾《ヲ》ノ先キ

ヨリ。腰《コシ》眼《ガン》ノ穴《ケツ》アバラニカケテ摩《ナデ》。肌ヲ解キ
二十一ノ脊骨《ボネ》ヨリ。二行《カウ》通《トヲ》リ。肋先ヲ解キ
前《マヘ》ニカヽツテ摩《ナデ》。痞根《コン》日月ノ位ヨリ。解結シ
シテ。十三アタリノ推《ズイ》ノ骨《ホネ》ヨリ。二行通リノ肉
ヲ解キ。前《マヘ》ハ乳《ニウ》中乳根《コン》ノ位ヲ按摩シ
十一ノ推《ズイ》ヨリ。是ヨリ上ヘ摩ス　二行通リニカケ。督
脉ヲ大推ノ端《ハシ》マデ摩。背ヲ寛ニシ。九十ノ兪

ヨリ大《タ》腸《チヤウ》經《ケイ》ノ肩《ケン》髃《グウ》ヲ摩《ナデ》肩《カタ》骨《ホネ》ノ先《サキ》ヲ碎《クダキ》（肩骨長クハ合ヲ入タタク）髃下《カ》ニマワシ肩骨ノハヅレピノ俞《ユ》ヨリ斜《スヂカヒ》ニ二行通《ツウリ》ノ肉ヲ碎《クダキ》肩《ケン》髃《グウ》ニカヽリ缺《ケツ》盆《ボン》ヲ并《アワセ》ケ肩《カタ》骨《ホネ》ヲ摩《ナデ》髆上ヲ（俗ニ二ノ腕ト云）摩《ナデ》五ノ椎《スイ》ヨリ膂《リヨ》骨肓《カウ》ノ所ニカヽリ肩《カタ》骨《ホネ》ヲ摩《ナデ》肩《カタ》井《セイ》缺《ケツ》盆《ボン》ヲ和《ヤハラ》ゲ前《マヘ》ノ方《カタ》缺盆骨ヨリ腋《ワキ》ノ下ニ摩《ナ》デ肉《ニク》ヲ訣《ワカ》ツ夫《ソレ》ヨリ骨《ホネ》先《サキ》ヲ碎《クダキ》肩《カタ》骨《ホネ》缺《ケツ》

盆。臑《ノウ》骨《コツ》ノ（俗ニ二ノ腕ト云）先《サキ》ヲ碎《クダ》キ筋ヲ分《ワカ》ケ斜《スヂカイ》ニ肺《ハイ》經《ケイ》ノ結《ムスボ》レヲトキ臂《ヒヂ》骨《ホネ》ノ先ヨリ肉《ニク》ヲ分《ワカ》ケ。大《タイ》淵《エン》ニ至《イタ》リ。（俗ニ脉所ト云）斜《スヂカイ》ニ摩《ナ》デ解《カイ》結《ケツ》シ。腕《ウデ》後《ゴ》ヨリ（俗ニ手首ト云）大指《ビ》ニカケテ摩《ナデ》爪《ツ》際《ギハ》ヲマワシ摩《ナ》デ。合《ガウ》谷《コク》ヨリ。大指ノ中《ナカ》ノ赤白肉ノサカイヲ。指《ユビ》先《サキ》ニテ摩《ナデ》解《トカ》シ。腕《ワン》後《ゴ》ヨリ五ツノ指《ユビ》スヂカヒニ摩《マ》シテ。大指《ユビ》ノゴトク。節《フシ》ヽヽ

ノ骨ヲ平《タイラ》ゲ。滞《トドコホリ》ヲ去《サ》リ。爪《ツメ》ノキワニ氣《キ》ヲツケ（大指ノ如クス）指先《サキ》ヲマワシ。摩《ナヅ》ル丁數《スウ》返《ヘン》腦《ノウ》後《ゴ》ノ骨ヲ解《ト》キ。完《クワン》骨《コツ》ヲ（耳後ノ骨）左右共ニ揩《カイ》碎《クダ》キ曲《キヨク》鬢《ビン》ノ（腫絡）結《ケツ》肉《ニク》ヲ訣《ワカ》チ。顱骨《コツ》ヲ（耳前ノ骨）動《ウゴカ》シ。眉《ビ》骨《コツ》ヲ摩《マ》解《カイ》シ上胞皺《シワ》背骨《ホネ》先《サキ》ヲ解《カイ》シ。内眥《マガシラ》骨ヲ解キ。百《ヒヤク》會《ヱ》ニ摩《ナデ》アゲ。眉《マユ》ノ上へヲ横《ヨコ》ニナデ。鼻《ハナ》ヲウ

コカシ。掌ノ裏ニテ人中《チウ》ヲ動《ウゴカ》シ摩《ナ》デ。内眥《マガシラ》ヨリナデ。耳ノ上へ曲鬢《キヨクビン》ヨリ。腦《ノウ》後《ゴ》ヘカケ摩《マ》ス頰車《シヤ》骨《コツ》ヨリ上へ摩デ。百會ノムスボレヲトキ腦後ノ枕《チン》骨《コツ》ヲ動シ摩《ナヅ》ル。（撅ヲ以揉ラ　ケツルモヨシ）髮《ハツ》際《サイ》ノ邪《ジヤ》骨《ラ》ヲ碎キ。左右腮《アギト》ノ下へ。骨ヲカケテ（カミノハヘキハ）摩《ナヅ》ル。髮際ヨリ斜《スヂカヒ》ニ（二三返モ）摩デ。大《ダイ》椎《ズイ》ノ骨先《キ》ヲ碎《クダキ》。缺《ケツ》盆《ボン》ヲ和《ヤハラ》ゲ。缺盆骨ヲ越

ス。二三ノ椎ヨリ肩ノ上。天窌《レク》巨骨《コツ》ヘ摩《マ》テ。
肩《ケン》骨《コツ》ヲ摩《マ》ス。肩《カタ》先《サキ》ヨリ膏《コウ》肓《クワウ》骨《コツ》ヲ越シ
二行通《リ》ノ肉ヲ動《ウゴカ》シ。脊《セナカ》骨ヲ越シテ摩ル。髃
下ヨリ手ヲ當《ア》テ。七ノ椎《ツイ》脊骨ヲ越ス。乳根《ニコン》
ヨリ肋《アバラ》骨ヲ摩テ。九ノ椎ヲ越ス。肋《アバラ》ノ下ヲ
日月ノ位《クライ》ヨリ。二行三行通リヲ越シ。十一二
ノ椎ヲ越ス。章門《シヤウモン》ヨリ手ヲアテ。膏《カウ》肉《ニク》ヲ
解シ。二行通ノ肉《ニク》ヲ解《トキ》。督《トク》脉《ミヤク》ヲ訣《ワン》ケ摩
ル。腰《ヨウ》骨ノ中ノ高キ処《トコロ》ヨリ十七八ノ椎骨
ヲ越ス。右ノ股マデ也。腰骨環《クワン》跳《テウ》ノ位ヨリ手
ヲ付ケ。髖《カン》ノ尾《ヲ》ニ越シ。横《ワウ》骨《コツ》ノ末ヲ摩《ナヅ》ル。風
市ノ処《トコロ》ヲ斜《スヂカイ》ニ。髀關 俗ニ太股《フトモヽ》ト云 ヨリ。二
十一ノ椎ニ當テ摩ス。膝《ヒザ》ノ上。伏兎《フクト》ヨリ。風
市ニカケ摩ス。 風市ヨリ下ハノボリニ摩ス 膝蓋《ヒザノサラ》ノキウ

ヨリ。斜《スヂカヒ》ニ上ヘ摩ス。胻骨ヲ斜《スヂカヒ》ニ陽明經《ヤウメイケイ》ヲ
摩テ越ス大指ノ先キ爪《ツメ》ヲ一ワシ。隱白《インハク》大敦《タイトン》
ヲ摩。足ノ裏《ウラ》ヲ中指ノ先キヨリ小指ノ方ヘ
横《ヨコ》ニ摩ス。大指ノ骨ヨリ。湧《ユ》泉《セン》ニカケ。爪《ツメ》
シテ肉《ニク》ヲ割《サキ》摩ル内《ウチ》踝ヨリ上ヘ。環《クワン》跳《デウ》マデ
斜《スヂカイ》ニ摩テ上ル。
右ノ如ク行ヘバ。万病不《ズ》生《シヤウ》延《エン》年《ネン》ニシテ不《ズ》老《ラウ》
貴《キ》賤《セン》モ老少《ラウセウ》男女《ナンニヨ》ヲ不《ズ》撰《エラバ》。常々《ツネヅネ》油断《ユダン》
ナク。慎《ツヽシン》テ勤《ツトム》ベシ。初心《シヨシン》ノ人カナラズ是ヲ習《ナラハ》
シメ。能《ヨク》ミ熟《ジユク》シテ後。痞滞《タイ》ヲ療《リヤウズ》ル事《コト》ヲサ
トリ知ラシムベシ。

藕《ガウ》絲《シ》ノ訓《クン》

經脉。孫《ソン》絡《ラク》ナド云テ。筋《スヂ》骨《コツ》皮肉《ニク》ノ間《アイダ》ニタ
トヘバ。藕《ガウ》絲《シ》絲瓜《ヘチマ》等《トウ》ノ如《ゴト》ク。縦《ジウ》横《ワウ》ニ筋《スヂ》ア

ツテ・氣《キ》血《ケツ》ノ通《ツウ》路《ロ》也《ナリ》・是レ閉《トヂ》結《ムスボ》レ方《マシ》病《ビヤウ》ヲ生ズ。手ニ覚ヘ扱《アツカ》ヒ解《トク》ヲ第一ノ習《ナラヒ》トス。委《コク》本大見ヘタリ。

分《フン》肉《ニク》解《カイ》結《ケツ》ノ訓《クン》

肉ノ中ニ分《ブン》理《リ》トテ際《キハ》アリ。幾《イク》重《エ》ニモ分《ワカ》ルヽ也。是ヲ隊《タイ》ト云フ。譬《タトヘ》バ蜜《ミツ》柑《カン》ナドノ類《ルイ》ヲミルニ皮《ヒ》肉《ニク》核《サネ》ノ中《ナカ》ニ皆《ミナ》分理アルガ如ク、又魚《ギヨ》鳥《テウ》ノ肉《シヽ》ナドヲ割《サキ》見《ミ》ヘシニ一片《ヘン》ヽヽニ分《ワカ》ルヽニテ知ルヘシ。其中ニ藕絲アリ。浮《フ》絡《ラク》孫《ソン》絡《ラク》ナド云是也。藕絲ムスボレシ。肉閉《トウル》事アリ。内《ダイ》經《キヤウ》ニ巻《ケン》肉《ニク》縮《シユク》筋《キン》ナド云リ。其肉ヲ扱《アツカ》ヒ療スルヿ。結レタル絲《イト》ヲ解《トク》ガ如ク。ワケサバクヲ分肉ノ術《ジユツ》ト云フ。藕絲マトヒ結レタルヲトクハ毛《モウ》氈《セン》蚕《キヨ》ノマイナドヲ擗《トン》カ如スル手《シユ》法《ハフ》アリ。是レ解結ノ

術《ジユツ》也。又經《タテ》筋《スヂ》ムスボレヨルヽ事有リ。元《モト》結《ユヒ》ナドノイクノ筋《スヂ》モツカ子合《アハ》セタル如ク。堅《カタ》マリタルハ指《ユビ》ヲ其間《アヒダ》ニ入レ分ル也。又一筋《スヂ》ヅヽ解《トク》ヿモアリ。又動《ウゴカ》シ散《チラ》スヤウニモスル。麻《アサ》ナドヲ振《フリ》トケバ。悉《コト〳〵ク》サバクル心也。或《アルヒ》ハ前《ゼン》後《ゴ》左《サ》右《イウ》。經《タテ》肉《ニク》ノ順《ジユン》逆《ギヤク》ニ随《シタガ》ヒ可レ寛《クツロゲ》解《トク》。爰《コヽ》ニ垣《カキ》ノ一方ヲ見ルト云習《ナラヒ》アリ。

胸《ケウ》腹《フク》ノ訓《クン》　附《ツケタリ》任《ニン》脈《ミヤク》

缺《ケツ》盆《ボン》骨《コツ》ヨリ手ヲ當《アテ》テ。任《ニン》脈《ミヤク》通《トヲ》リ。璇《セン》璣《キ》天《テン》突《トツ》ヲ越ヘ。左ノ腋《エキ》下《カ》ニ至《イタ》ル。数《ス》返《ヘン》摩《ナ》ツ。乳ノ上膺《ヨウ》窓《ソウ》ノ位《クラヰ》ヨリ手ヲ當《アテ》膻《ダン》中《チウ》ノ上《ジヤウ》玉《ギヨク》堂《ドウ》ノ位《クラヰ》ヲ越シ摩テ。左《ヒダリ》膺《ヨウ》窓《ソウ》ヲ越シテ摩《ナ》ヅ。右ノ脇《ワキ》食《シヨク》竇《トウ》ヨリ手ヲ當《アテ》テ。中庭《テイ》ヲ越シ。左《ヒダリ》脇《ワキ》食《シヨク》竇《トウ》ヲ越シ摩ツ。脇下《シタ》腹《フク》哀《アイ》ノ上

ヲ越シテ肉ヲ分《ワケ》ル。右ノ章《シヤウ》門《モン》ニ手ヲ當《アテ》。任
脉通リ中《チウ》脘《クワン》ヲ越テ左ノ章門ヲ越テ背《セナカ》ニマ
ワル程《ホド》摩《ナスリ》テ肉ヲ分ル。右ノ帯《タイ》脉《ミヤク》ヨリ手ヲ當《アテ》
テ。水分《スイブン》ヲ越テ左ノ帯脉ヲ摩《マ》越《ヲ》ス。五《ゴ》樞《スウ》ノ
位《イ》。腰《ヨウ》骨《コツ》ニカヽリ手ヲ當《アテ》天《テン》樞《スウ》ヲ越テ左ノ
五樞ヲ摩越ス。腰骨ノ前。右ノ維《ユイ》道《ドウ》ノ所《トコロ》ニ
手ヲアテ。臍《ホソ》ノ下。氣《キ》海《カイ》石《セキ》門《モン》。左ノ維《イ》道

ヲ越テ膏《コウ》肉腰《ヨウ》眼《カン》ヲ摩ス。環《クハン》跳《テウ》ヨリ手ヲ
カケ。關《クハン》元《ゲン》中《チウ》極《キヨク》ヲ越テ左ノ居《キヨ》髎《リヤウ》環《クハン》跳《テウ》
ヲ越テ摩ル。横骨ニ所《ヨ》作《サ》有也。或《アルヒ》ハ代《カハ》ルニ
膝骨《コツ》輔《ホ》骨《コツ》ヲ動《ウゴカ》シ。陰《イン》器《キ》ヲ井ルモ良《ヨ》シ、
任脉ハ。一身ノ根《コン》本《ポン》也。大《タイ》食《シヨク》過《クハ》酒《シユ》。何レモ剛《カウ》
劑《ザイ》ナト多ク用イ。或ハ幼《ヨウ》少《セウ》ノ時《トキ》早《ハヤ》乳《チ》ヲ
離《ハナ》レ。飯《ハン》ヲ多《タ》食《シヨク》スルニ依《ヨ》リ。任脉ノ筋《スジ》。弦《ゲン》

ナドノ如クアラハルヽ也。根本ハ虚《キヨ》シ。邪《ジヤ》氣《キ》ノ
實《ジツ》スル也。筋《スジ》ニ指《ユビ》ヲ掛《カケ》引《イン》べシ。喉《コウ》嚨《ロウ》ヨリ。
鳩《キウ》尾《ビ》横《ワウ》骨《コツ》マデ所《シヨ》作《サ》アリ。又煉《レン》金《キン》丹《タン》ノ術《ジユツ》
ト云フアリ。後《ノチ》ニ見《ミエ》タリ。究《キハメ》テ奇《キ》妙《メウ》也常《ツネ》ニ修《シユ》
レバ腹《ハラ》實《ジツ》强《キヤウ》ニナリテ萬病コトゴトク治ス。修《シユ》
法《ハフ》本文ノ如シ。
任脉腸《チヤウ》胃《ヰ》ヲ扱《アツカウ》ニ竪《タテ》ニ掛《カケ》横《ヨコ》ニモ掛《ケ》。下《シタ》ヨリモ。

上ヨリモ掛《ケ》。スヂカイニモ掛ル。總《ソウ》ジテ實《ジツ》症《シヤウ》ハ。
腹《ハラ》ワキヘ張《ハリ》出《イヅ》ル也。故ニ任脉ヲ左右ニ分ケ。
兩《リヤウ》傍《ハウ》ヘハリ出《イダ》スヤウニ扱《アツカウ》ベシ。

手《テ》肩《カタ》頭《クビ》骨ヲ扱フ

手《テ》首《クビ》ヲ扱《アツカ》フハ。魚《ギヨ》腹《フク》ノ後《シリヘ》。寸《スン》口《コウ》ノ上ノ骨。小指《ユビ》
ノ本《モト》節《ブシ》。腕《ワン》骨《コツ》ノカドヲ轉《テン》ズ。手ヲ左右ニ屈《ク》
曲《キヨク》シテ。轉《テン》換《クハン》スベシ

肩《カタ》ヲ扱フハ。肩井《セイ》肩中《チウ》肩外《グハイ》膏《カウ》肓《カウ》ナドノ
処《トコロ》ヲ。拳《ケン》肉《ニク》縮《シユク》筋《キン》。邪《ジヤ》骨《コツ》アラバ。委《クハ》シク按《アン》ジテ考《カンガ》ヘ
摩《ナ》デ除《ノゾ》クベシ。肩《カタ》骨《ボネ》長《ナガ》キハ。中風ノ患《ウレイ》アリ
膏肓骨ノ下《シモ》ト腋《ワキ》トノ間《アイダ》ニテ扱フ。邪骨
ヲ砕キ。肉《ヲ》トナスベシ。
頸《クビ》骨ハ左右ニ手ヲ當《アテ》テ。推《オシ》轉《マハ》スベシ。缺《ケツ》盆《ボン》
ヨリ。肩《カタ》骨《ボネ》ノ処《トコロ》ヘサシコミ。大《タイ》椎《ツイ》骨《コツ》ノ下マデ。

結肉邪骨アルハ。肺《ハイ》氣《キ》ヲ塞《フサ》グ故《ユヘ》ニ。氣ノ
煩《ワヅラ》ヒ。大頭《フ》痛《ツウ》早打《ハヤウチ》。肩《カタ》頓《トン》死《シ》ナド急《キウ》症《シヤウ》アル
ベシ。常《ツネ》ニ油《ユ》断《ダン》ナク砕《クダキ》療《リヤウ》ズベシ。臨《リン》病《ビヤウ》デハ。ツ
ヨク焮《ケン》衝ハ鍼《ハリ》灸《キウ》スベシ。是《コレ》心《ココロ》得ナクシテ。急
症出《イ》デバ。醫者ノ不《フ》調《テウ》法《ハウ》ニナル者也《ナリ》。是ニハ
甚《ハナハダ》深《フカ》キ秘《ヒ》傳《デン》アリ。能《ヨク》ニ習《ナラ》ヒ明《アキラ》メ可《ベ》シ工《ク》夫《フウ》ス。
脚《アシ》骨《ボネ》ハ。陽《ヤウ》維《イ》陰《イン》維《イ》ノ脈ノ通《トホ》ル要《エウ》所《ショ》ナリ。

念《ネン》ヲ入《イレ》療スベシ。一身肥《ヒ》満《マン》スルモ。肋骨乾《カハ》キ
見《ミユ》ルハ。必《カナラズ》中風ヲ患《ウレフ》ト知ルベシ。胸《ムナ》中《チウ》ノ病《ヤマイ》ヲ
治《ヂス》ルニ。專《モッパ》ラ井《クツロ》クベシ。大小便ヲ通ルモ。是ヲ扱フ
ベシ。肋《アバラ》先《サキ》ノ結《ケツ》ヲ砕《クダキ》解《トキ》。肋ノ間《アイダ》ニ指《ユビ》ヲ入レ
分《ワ》ケテ。開《ヒラ》クノヤウニスベシ。荒《アラ》肉《ニク》覊《クワン》絲《シ》ヲ除《ノゾ》キ
去《サル》ベシ。摩《ナヅ》ル一二百遍《ヘン》モ。多《オホキ》ヲ以《モッテ》良《ヨシ》トス。

喉《コウ》嚨《ロウ》《ノドブエ》ヲ扱

喉《コウ》嚨《ロウ》ト云ハ。喉《ノド》笛《フエ》也。燥《カハキ》尖《トガリ》テ堅《カタク》ナレハ。藏
府モ如《ゴト》斯《カク》ト知《シル》ベシ。或《アルイ》ハ腸《チヤウ》胃《ヰ》。酒《シユ》食《ショク》ナドニ
傷《ヤブ》ラレ。燥《カハ》キ枯《カル》レハ。喉《ノド》嚨《ロウ》モ共《トモ》ニ病《ヤム》也。痰《タン》膈《カク》
噎《イツ》。勞《ラウ》咳《ガイ》喉《ノド》ノ煩《ワヅラヒ》。任脈ノ變《ヘン》。逆《ギャク》氣《キ》痞《ツカヘ》何《イヅレ》モ
藏府ノ病《ヤマイ》ヲ生《シヤウ》ス。喉嚨沉。宜《ヨロシク》導引。破爍ハ
按摩スベシ。喉《ノド》笛《ブエ》ノ下。或《アルイ》ハ兩《リヤウ》傍《ワキ》ヲ挾《ハサミ》結《ムスボレ》
肉《ニク》アラバ。八《ツメ》ニシテ砕《クダキ》。鍼《ハリ》ニシテ去《サル》ベシ。極《キヨク》妙《メウ》ノ秘《ヒ》

傳《デン》アリ。面授スヘシ。

胸腹脇《ケウ》ヲ扱

先ツ脇骨ノ一枚目京門ニ付ク處《トコロ》ノ骨サキヲ砕キ開《ヒラ》カセ。脇《アバラ》ニ付テ登《ノボ》リ一枚ツヽ鳩尾マデ。念《ネン》ヲ入レ。右ノ如ク砕キ開カセ。分肉解結スヘシ。脇《アバラ》一枚。如此ノ時ノ如クウルワシク細《ホソ》クナル時《トキ》ハ總ノ脇皆《ミナ》指モ摩モ

悉ク可解。鳩尾ヨリ上ハ任脈ニ指《ユビ》ヲ入レ。口傳有リ　骨先ヲ一枚ツヽ砕キ。脇ニ随イ按摩シ降シ。脇先ヲ細ニ數《ス》返摩《マ》ス。乳ヨリ上ハ玉堂ヨリ任脈ニ随イ。缺盆《ボン》骨ノ先ノ縫ニ肩井マデ斜ニ摩《マ》ス。腋下ノ脇ノ間ニ指ヲ入引ス。扱鳩尾ニカヽリ。蔽骨ノ左右ヲ爪シテ。鶍絲ヲ除上ヲ摩シ。神

闕ヲ越シ。氣海關元マデ摩ス。華蓋紫宮天突マデノ邪骨ヲ專砕キ。左右登リ。スヂカイニ數返摩ス。

如右療スレハ。鳩胸乳岩。痰症膈噎心痛胸塞一切胸中ノ痛。或ハ胸骨高ク脇燥形テ違イ。或ハ碁石海石ナドノ如キ類自ラ治ス。肺心肝堅固ニ調フ故。胃ノ府快ク

下降シ。本位ニ安住スヘシ。胸ノ扱挫テムツカシ。筆ニ及カタシ。成程軽ク可摩。傳ニ云。臍ハ九年母ノ重サ百返モ。中ハ蜜柑ノ重サ五十返モ。真中ハ金柑ノ重サ十返モ能可受。師傳。臍引張ハ肝筋也。專ラ害ヲナス。脾胃ヲ妨也。速ク治スレハ。脹満ナドノ症出ル者也。胃ノ府下ガリ熟ルナラバ。

指ニカケ引《イン》シ徐《ジヨ》扱ベシ。委《クハ》シクハ本文ニ見タリ

胃ノ腑《フ》ヲ扱

胃ハ一身ノ根本《コンボン》也。奈何《イカン》トナレバ十二經榮《エイ》衛・絡《ラク》脉《ミヤク》何《イヅレ》モ中焦ヨリ起故《ユヘ》也。五藏六腑・四肢・百骸《ガイ》是ヨリ養ト云。方病胃ノ府ノ變《ヘン》ヨリ生ル也。是ヲ扱ヲ第《ダイ》一肝《カン》要トス。此道ノ秘極也。胃ノ上逆ヲ下ル先ツ大小腸・膀胱ノ偏迫ヲ直クスヘシ。大小腸ヲ扱ニハ腰骨・臗《クワン》髎・骨ノ髀《ヒ》樞ノ骨ヲ轉換《クワン》シ扱ベシ。季《キ》脇陰維・陽維ヲ扱イ腸筋ヲ齊引シ、肉ヲ分ケ肌ヲ訣、皮ヲ解、荒ヲ揉ス。浮絡・纏絲ヲ細ニ除、胃ノ府ヲ按下ス。胃虚スレハ堅ニナリ小クナル。脇ヘ横《ヨコ》ニ関カシムヘシ。齊鈎ノ法トテ、腸胃沈着セバ指ニ

掛テ引上ル也。又小便不通ニハ膀胱ヲ引上ル。即チ通ズ。分腸ノ法トテ、小腸ハ左ノ方ヘ、大腸ハ右ノ方ヘ分解《カイ》ス。腸胃ノ入組タルヲ分ケ任脉ヲ訣事、肝要也。腹ノ底堅ハ脊骨ヲ轉《テン》引《イン》シテ扱。中脘ヲ横《ヨコ》ニ數十返摩ス。

又云、胃ノ府ヲ下ルニハ、大小腸ヲ开ケ中焦ヲ數返力ヲ入テ摩ル。任脉通左右ニ分ル、ヤウニ摩スヘシ。横《ヨコ》ニモ縦《タテ》ニモスヂカヒニモ專ラ摩ル事肝要也。

又云ク、小腸ハ疝《セン》氣カ、リ氣ニカマイ。難《ナン》病ニナル。急ニハ不死。大腸ハ急ニ死ル事有リ。心痛《ツウ》ナド出ル。總テ脾胃ノ氣ヲ开ケ順セハ急ニ不死

又云大小腸不弁ケバ五藏ノ病不治病ノ根《ネ》
切ル事ナシ
又云六府ヲ扱フハ摩ニ肝要也何程モヒ
マヲ入摩スヘシ
又云腿肉外《ウチソト》ノ肉ヲ掌《タナゴヽロ》ニ掛ケ大小腸ヲ弁ル

骨節ヲ動弁《ワカ》ル

先ツ京骨《ケイコツ》然骨ヲ解キ五指ノ骨ヲ動シ跟《キビス》
ヲ分肉シ外踝内踝ヲ弁ケ内外ノ脛《スネ》骨
ノ筋肉皮ノ結レニ氣ヲ付ケ分肉解結シ
陽陵泉陰陵泉ノ邪骨ヲ砕キ大腿ノ骨
ノ尖《トガリ》ヲ弁ケ其ヨリ外踝ノ後ニ指ヲ入レ
䯒骨ヲ按蹻シ推上ケ膝眼ニ手ヲ入推シ
下ケ動轉シ又大腿ノ骨ヲ按上ケ動シ足
跗ヲ取テ動轉シ䯒骨ヲ取テ轉ス腰骨

ノ尖ノ邪骨ヲ砕キ腰骨ニ大腸ノ焦レ着キ
タルヲ除キ横骨ノ先ヲ解キ亀《カメ》ノ尾ノ邪骨
ヲ砕キ二十一節ノ結レヲ解キ其ヨリ一節ゴト
ニ念ヲ入レ大椎マテ分肉解結シ大椎
髪際《ハツサイ》ノ邪骨ヲ砕キ枕骨完骨ノ結レヲ
解キ前髪際ヲ分肉シ曲鬢ニ手ヲ掛
百會骨ヲ動シ耳前ノ骨ヲ弁ケ頰車骨
ヲ動シ結喉ヲ動シ解キ缺盆骨ノ先キ
氣舎ノ穴ニ付ク所ノ邪骨ヲ砕キ肩髃
ヲ弁ケ缺盆ヲ衝キ動シ二ノ腕ノ骨先ヲ
和ケ三ツノ骨ノ内ニ指ヲ入テ筋ノ変ア
ラバ是ヲ直シ肉筋ヲ和ケ肺経ヲ分肉
解結シ臂ノ先ニ至リテ氣ヲ付念比ニ摩
スヘシ若爪ニ子細アラバ手間ヲ入常ノ如

ク成ルヤウニスベシ。滞リ残ラハ。脉ニトガムベシ
肩骨先ヲ砕キ。膂骨先ヲ解キ。曲《キヨク》池《チ》ノ結ヲ
トキ。腕《ワン》骨《コツ》ヲ解キ。陽《ヨウ》谿《ケイ》穴ノ付タル所。腕首《クビ》ノ
横文《モン》ニ指ヲ入。腕骨ヲ衝《ツ》キ動ス。

玉子《タマゴ》骨ヲ扱

足ノ陽明胃經ノ氣《キ》衝《シヨウ》ノ穴ノ下一寸ニ成《ナ》
谿トテ。榧《カヤ》ノ實《ミ》ナドニ似テ。丸キモノ有

其上下ニ玉子ノ如ク丸キ骨。アラハル、コ
トアリ。俗ニ玉《タマ》子骨《ボネ》ト云。實《ジツ》壮《ソウ》人ハ。骨ノ
下ニ有テ見ヘズ。虚《キヨ》人ニ見《アラハ》ル也。大ニナリ長
クナルハ。彌《イヨイヨ》病甚《ハナハダ》シ。足ニ尤《トガ》メ。一身ニトガメ。
多ハ狐《コ》疝《セン》ノ証ニナル。念《ネン》比《コロ》ニ治セズンバイ
ヘガタシ。先ツ腰骨ノ尖ヲ摩転シ。邪骨
ヲ砕キ。腰骨環跳骨ヲ矯引シ。臀《ドン》臑《ズン》

骨。尾《ビ》骶《テイ》骨《コツ》何レモ転換シ。股骨ヲ衝キ上ゲ
揺《ヨウ》転《テン》シ。髀《ヒ》樞《スウ》ヲ摩転シ扱フ。腰骨ニ大
小腸ノ附タルヲ。扱イハナシ。筋絡羈絆ヲ
除ノレハ。自ラ入ナリ。

脊《セナカ》骨《ボネ》ヲ扱

脊骨ハ。督《トク》脉《ミヤク》ノ行《ユク》處《トコロ》。一身ノ柱《ハシラ》也。是ヲ
扱ヘハ。三焦ノ病イ悉ク可シ治ス。脊骨ノ真《シン》

中ニ指ヲ掛ケ。引シ動スヘシ。又左右ヨリ按
引シ扱ヘシ。腹ノ底《ソコ》堅《ケン》塊《カイ》アルハ。専ラ督脉ニ
行通リヲ療スヘシ。此処ニ膏《コウ》肉邪骨取付キ
堅塊アルハ。痞《ツカヘ》痰《タン》其外大病ノ根本也。上
部ニ有アウハ。胸中ニ妨《サマタ》ゲ。中部ニ有ハ。
腸胃ニ妨ケ。下部ニ有ハ。腎《ジン》膀《ボウ》胱《コウ》ニ妨ケ
有ル也。能々心ヲ付。穿《セン》鑿《サク》シテ。或ハ按摩

シ鍼灸シ早ク治スヘシ亀ノ尾ヲ専ラ扱ヘシ諸病治スヘシ虚人ハ此骨《ホネ》次第ニ長大ニ成ル也脈ニ砕クヘシ自ラ實壯ニナルベシ大推ハ一切ノ骨病是ニテ療ヘシ大推ノ上ニ骨アルハ邪骨也定《サダマ》リタル骨ト思フハ非也髮際肩《カタ》背《セナカ》ノ結肉邪骨所ニ砕キ去ル

腰骨ヲ扱

腰骨ハ上ヲ載セ下ヲ持《タモ》ツ大《ダイ》關《クワン》節《セツ》ニシテ骨肉ノ要《ヨウ》害《ガイ》也堅固ナレハ三焦安シ変アレハ三《サン》䐃《ブ》纏ナラズ或ハ燥《カハキ》長大ニ成《ナ》リ食氣上《ノボ》ラザル故下部彌《イヨイヨ》虛シ氣血不至假令《タトヘ》バ高《カウ》山《サン》ニ水ノ上リカタキカ如シ按引シテ邪骨ヲ砕《クダ》ク則《トキ》バ食氣至リ潤《ウルホ》ヒ下ニ順《シタガ》ル也左ニテハ小腸膀胱ヲ扱

右ニテハ大腸ヲ扱大小腸取付ハ喬引シ放《ハナ》ツヘシ骨高クハ按シテ砕《クダキ》肉ヲチイリ減《ヘラ》バ行氣シテ塡《ミタ》シムベシ拙邪髓《ズイ》ニ入レハ骨ヤワラギテ如シ腐《カナ》木《キ》ノ血乾《カハ》カハ堅《カタク》シテ枯木ノ如シ骨ナクナル事有ノ是ヲ蝕《シヨク》骨《コツ》ト云按鍼スレバ本ノ骨ニ復《カヘル》邪骨ト云ハ空《クウ》所《シヨ》ニ骨《ホネ》出《イデ》來《クル》或ハ常ヨリ長大ニナリ或ハ形《カタチ》ノ

變スル類也換《クワン》骨《コツ》論《ロン》ニ詳《ツマビラカ》也

髖《クワン》骨樻《ウツ》骨ヲ扱

尻ノ尖《トガリ》ノ大骨ヲ髖骨ト云司所ノ大肉ヲ臀《ドン》ト云一身ノ礎《イシズヱ》基《モトイ》也是ヲ扱ヘバ五藏六府悉ク卉クヘシ腸胃ヲ療スルニ第一ニ扱ヘシ環跳ノ所ヲ髀樞《スウ》ト云大小腸ヲ卉ケ胃ノ府ヲ下ルニ肝要也方病ヲ

療ルニ灸《カウ》ナカレ其下太《フト》腿《モヽ》伏《フク》兎《ト》ノ内外
ヲ。齊引シ轉《テン》レハ腰腹ノ内。脚《キヤク》膝《シツ》一ヽテ悉
用ヘシ。総シテ臆骨髀樞。イカ程モ強《ツヨ》ノ
療スヘシ。
横骨ハ。毛《ヒウ》際《サイ》ノ骨也中ニテ續《ツヾキ》合也實《ジツ》壯《サウ》ノ
人ハ開《ヒラキ》テ透《スキ》間アリ。虚人ハ閉《トヂ》テスキマナ
シ。此骨堅クナリ。開キカタキハ。男子ハ疝《セン》

導引　上　二十九

氣足《シ》叶《カナ》カタシ。女子ハ難產スヘシ。自身《シン》
按引シテ可也。
十六ノ推ヨリ下。脊《セナカ》ヲ挾《ハサ》ムヲ腰《ヨウ》髁《クワ》骨ト云
此處ニ疝氣聚《アツマ》リ。也スルト知ヘシ。若滞《トヾコホ》レ
ハ。三焦ノ氣通《カヨ》ゼズシテ大小便不利水腫
脹滿ナト患《ウレ》フ。萬病ノ根本也。能ゝ念ヲ入
扱ヘシ。按《アン》引《イン》撲《ボク》術《ジユツ》。鍼《シン》灸《キウ》ナト。油《ユ》断《ダン》ナク

用ヘシ。

足ヲ療ニ扱

腎經ニ病アラハ。足ノ裏ニトガムト知ヘシ
足心ヲ扱ニハ。足ヲ屈《カヾメ》。裏《ウラ》ノ皮《カワ》緩《ユル》クナルトキ。
指ヲ入ヘシ。京骨。絃骨ナトヲ碎《ク》ニハ手ノ
両脇《ワキ》大指小指ノ方ニテ。肉ニカマワス骨ヲ
摩ス。脛《ケイ》骨三里ノ下ヲ扱ニハ。掌《タナゴコロ》ニテ按シ

導引　上　三十終

轉運ス。扱掌ニテ。足股《モヽ》ナトヲ寛《ユル》ヽト
轉運スベシ。足ノ上ヘモ下ヘモ。數《ス》十返摩
ス。跟《キビス》ヲ扱ニハ。掌ニテ打《ウツ》心ナルベシ。
又云。腿肉ハ。横《ヨコ》ニナルガヨシ。虚証ハ堅《カタ》ニ
ナル也。

導引口訣鈔巻之上終

導引口訣鈔巻之下

法橋狼陽子著

諸病《シヨビヤウ》

如ク右ノ摩《マ》スレハ一切《イ》ノ病《ヤマイ》悉ク治《ヂ》スヘシ分テ習《ナラヒ》ナシトイヘ𪜈病ニヨリ少シ所作《シヨサ》ノ品《シナ》アリ。如キ頭痛《ヅツウ》眼病《ガンビヤウ》腫物《シユモツ》小児《セウニ》等《トウ》ノ扱《アツカイ》ノ類是也アラく書記《カキシル》スニ依テ工夫スヘシ

中風傷寒ノ類

肩《カタ》背《セナカ》ノ三行通リ肋ヘ掛ケ肋先キ燥《カハキ》肉《ニク》脱《ダツ》シ骨露《アラハ》ル、ハ三十五年ノ内ナリ。中風発《ヲコル》ト知ルベシ。大食ナトシテノ食熱《ネツ》ニテ燥《カハ》キ胃ノ府ヲ背ニ取付ル故ニ肋燥キ後ニハ肩《ケン》骨《コウ》ノ間ニ手入ル也。腸胃ヲ專《モツハ》ラ扱ヘシ。

又云例《レイ》ノ頸《クビ》肩《カタ》缺《ケツ》盆《ボン》咽《ノド》筋《スヂ》燥《カハ》キ硬《カタク》ナルカ

中風癇症ナトノ煩也。急ニ治療スヘシ。傷寒《シヤウカン》ハ痞《ヒ》塊《クワイ》アル人・ムツカシキ也。補薬等《トウ》難《ナン》用。按《アン》鍼《シン》肝要也。頸《クビ》肩《カタ》ニ滞《トヾコホ》リアルハ軽《カル》キ風邪モ熱覚《ヲボ》ヘカ子テ大病ト成ル事多シ。委《クハシ》ク可考ヘ明ム

食傷ノ類

卒《ソツ》中風大食傷何レモ兼《ケン》扶《フ》三里・脛《ケイ》骨《コツ》ノ中環《クワン》跳《テウ》腰《ヨウ》眼《ガン》腰骨《ヨウコツ》ナドニテ遠井ケノ後ニ

太小腸《チヤウ》胃ノ府《フ》ニカヽリテ良久腸症《シヤウ》癲癇《カン》ナドモ此ノ類也。冷《レイ》食《シヨク》ナド或ハ生《シヤウ》冷《レイ》滞シ渋《カス》ルモ背ニ取付右ノ患アリ。又云虚《キヨ》弱《ジヤク》ノ腹ニハ宿《シユク》食《シヨク》ノ小腸ニ有ルガ知ルモノ也。手ニテサワリ気ヲ付テ見ルヘシ

瘧《ギヤク》痢《リ》ノ類

瘧《ヲコリ》專ラ痞滞ニヨツテ落《フチ》サル事有リ按《アン》引《イン》

スヘシ。エリ肩ノ痞ニテノ寒熱止《ヤ》カヌル常《ツネ》ノ事也。心《シン》ヲ付ヘシ。瘧《ギヤク》母《ヒ》ハ肋肉《アバラノウチ》ヲ第一ニ井ケヨ。胃府《井ノフ》ヲ可《ベシ》下ス。痢《リ》病《ビヤウ》産《リン》后《ゴ》ノ病。腰《イン》挾《ス》ケ秘《ヒ》結《ケツ》大小腸胃《井》ヲ井ケバ早《サツ》速《ソク》治ス。

痰《タン》喘《ゼン》息《ソク》勞《ロウ》咳《ガイ》ノ類

脊《セキ》ニ胃《井ノ》府《フ》取付《リキ》太腸ノ虚《キヨ》寒《カン》肺《ハイ》ニ移《ウツ》シ。或ハ胃府ニ有《アル》食毒《シヨクドク》煩《ワヅラ》大小腸ヲ井レハ胃調《トヽノフ》

導引　下　三

腎《ジン》膀《ボウ》胱《クワウ》調《トヽノ》ヘバ。自汗盗汗《トウカン》ナド愈。小腸井ハ心ノ藏タシカニ成リ。疝氣ノ尤《トガメ》モ治ス。後熱《ジヤウ》麻ナド食《シヨク》セシメ潤《ウルホ》テ吉シ又喉《ノド》嚨《フエ》肩《カタ》頸《エリ》ノ痞《ヒ》滯《テイ》尤《トガメ》ル事多シ可《ベシ》井ク又云。勞《ロウ》咳《ガイ》勞《ロウ》熱《ネツ》ハ大小腸ヲ井ケ。肝經ノ積《シヤク》ヲトカシ。胃府ヲ下《クダ》ルヿ專也。二十一ノ骨《ホネ》ヲ或ハ按シ。或ハ引シ。能々井ケ。水道ニ指《ユビ》ノ入ル程ニ

スベシ。大腸ハ小腸ノ方ヘ行キ。小腸ハ大腸ノ方ヘ行ヤウニスベシ。勞咳《ガイ》勞瘵ノ病。痞滯鬱《ウツ》症《シヤウ》ヨリ起《ヲコ》ル十ニ八九也。京門《ケイモン》章門《シヤウモン》ノ膏肉《カウニク》督脈《トクミヤク》ニ行通リ。腹底ノ積《シヤク》滯《タイ》エリ肩《カタ》等ノ痞《ヒ》塊長大ニ成ル。故ヘニ真陰《シンイン》燥《カハ》キ。虚火《キヨクワ》尤《タカブ》リ陰虚《インキヨ》火動《クワドウ》ノ証《シヤウ》ト成ル。早時《ハヤキトキ》ハ治ルヿ有リ遅《ヲソ》クシテ肉《ニク》脱《ダツ》スレハ不《ズ》救《スクハレ》可シ心得也。

導引　下　四

水腫《スイシユ》脹滿《チヤウマン》積聚《シヤクジユ》痞《ツカヘ》疝《セン》氣《キ》ノ類

水《スイ》腫《シユ》脹《チヤウ》滿《マン》手ノ入リ難《ガタキ》ニハ環跳ノ高骨《カウコツ》カハキ見《ミ》ル也。此所《トコロ》ヨリ手ヲ入扱《アツカ》ヘバ。腫《シユ》氣《キ》引《ヒク》也。積《シヤク》聚《ジユ》腹《ハラ》ノ底《ソコ》ニ塊《クハイ》有レハ腸胃取付《ツキ》タル也。大小腸胃《井》腰《コシ》脊《セキ》等《トウ》ヲ扱《アツカ》ヘシ。胃府ノ取付ヲ。積聚ナトヽ心《コヽロ》得ハ誤《アヤマリ》也。能々扱。數《ス》十年ノ痼疾《シツ》モ一兩度ニテ除。不《ズ》再《サイ》發《ホツセ》

痞《ツカヘ》ハ、旨ガ九十九マデハ胃ノ府也。胃ノ府鳩尾《キウビ》ノ
際《キハ》ヨリ有ルナレバ、疝氣《キ》痞《ツカヘ》ト計《バカリ》思フハ誤《アヤマリ》也。
胃府ヨリ上ニ結《ムスボ》レ、或ハ任脉筋《スヂ》ノ弓絃《ユミノツル》ノ如ク
ナルハ難《ナン》治《ヂ》也。或ハヒボ川鎰《ウン》飩《ドン》短《タン》冊《ザク》ノ如ク
底《ソコ》ハ任脉ト督脉トノ間ニ交《マジハ》リ居《イル》モアリ。
大小腸ヲ扱イ、胃ノ府ヲ專ラ動《ウゴカ》セハ即下《サガ》ル。
疝氣陰《イン》嚢《ノウ》ヘ指《サシ》込《コミ》事膀胱ニテ引キ上ルヲ

下ヨリ発《ヲコ》ル痞《ツカヘ》ハ專ラ腰足ヲ療シ、上ヘヨリ
発ルハ頭肩《カタ》ヲ療シ、脊《セナカ》ヨリ発ルハ其所《トコロ》ヲ療ス。
腹ノ痞ハ大小腸ヲ扱ヒ、胃ノ府ヲ可下《サガル》。
又云肩《カタ》項《ウナ》缺《ケツ》盆《ボン》ノ滞リニテ、腸胃ヲ引上テ
痞《ツカヘ》ル事アリ。脅《カリ》肉《ニク》アラバ念ヲ入可砕解《クダキトク》。
淋《リン》病《ビヤウ》大小便《ベン》閉《ヘイ》ノ類
淋《リン》ハ小腹《ホガミ》ヲ專ラ扱ヘシ。小腸ノ膀胱ヲ押ヘル

故也。小腸ヲ耳ケズシテ、無理《ムリ》ニ不可押《ヲス》。膀
胱小腸ヘ掛ケテ、綏《ユル》ヽト引キ上ヘシ。
大便閉ハ腸胃ヲ扱フ如常ノ肋骨ヲ開《ヒラ》カセ
扱ヒ、肩背腹後ノ肋《アバラ》摩轉シ、脊《セナカ》骨《ホネ》ヲ動《ウゴカ》シ、
二行通リ三行通リ按蹻シ、腰骨八節ノ穴ヲ
扱フ。
又大人ナトノ庖着ナドヲ多着テ、難扱有リ。

足ノ經《ケイ》ニテ能ク耳ケ、或ハ針灸モ良《ヨ》シ。腸
胃扱フ事肝要也。
又云小便閉《トヅ》ヘ血便遺《イ》尿《ニヨウ》ナトハ小腸ヲ引
上ヘシ。小腸カ膀胱ヲ押ヘテ小便ニ変アリ。
欲トクト指《ユビ》ニ掛ケ引上ヘシ。小便則《スナハチ》通《ツウ》ス。
膈《カク》噎《イツ》不食ノ類
膈《カク》症《シヤウ》ハ腸胃虚《キヨ》寒《カン》シテ脊《セナカ》ニ取リ付テ頑《グワン》ハ常ノ事也

又喉嚨《コウロウ》燥《カハ》キ藏府ニ移ス事有リ此ノ症ハ喉嚨《コウロウ》結喉《ケツコウ》ヲ扱イ痞ヘ邪骨アラバ按《アン》去《キヨ》スヘシ鍼《シン》治《ヂ》モ良シ專ラ腸妻ヲ直《ナヲ》スヘシ脊《セナカ》ヲ第《ダイ》一ニ可《ベ》シ其ノ不食《シヨク》ノ治《ヂ》ハ同前《トウゼン》也食進《スヽ》マサルニ其ノマヽ置《フ》ケハ彌《イヨヽ》胃ニ力《チカラ》ナクシテ進マサル事アリ燒《ヤキ》食《メシ》ヲ進メテ見《ミル》ヘシ頓《ヤガ》テ食氣出ル事アリ又喉嚨缺盆肩頸ノ痞滯ニテ舌

導引　下　七

ノ氣通《ツウ》セズシテ食ノ味ヲ覚《オボ》ヘサル故ニ進マサル事有リ此ノ所《トコロ》ニテ療《レウ》スヘシ又脊《セナカ》肺《ハイ》胃《ヰ》ノ兪《ユ》痞《ヒ》根《コン》ノ處ニテ塞《フサガ》リ不食スル事アリ又太小腸膀胱ノ変ニヨリ腹《ハラ》底《ソコ》堅《カタ》キ塊《カタマリ》アリテ不食シ補《ホ》藥《ヤク》ヲ受《ウケ》サル事多シ心ヲ付《ツク》ヘシ

頭《ヅ》痛《ツウ》眩《ゲン》暈《ウン》ノ類

上部ヲ專ニ扱テ治《ヂ》セザルハ胃ノ府胸《ムネ》ヘ上ル事有リ腸胃ヲ下クレハ即《スナハチ》治《ナヲ》ス肩《カタ》頭《ヨウ》ノ痞ヲ砕キ頭ヲ扱ヘハ即時《ジ》ニ治スル也下部ヲ扱フ如《ゴト》シ常《ツネ》ニ。

三十余歳《サイ》ノ男《ヲトコ》頭痛ノ患《ウレヘ》ヘ諸《シヨ》治《ヂ》驗《シルシ》ナシ腎《ジン》膀胱ノ經行ノ處《トコロ》緊《キン》摩療シテ六《ロク》味《ミ》地《ヂ》黄《ワウ》丸《グワン》一日ニ十五錢《セン》與《アタ》ヘ五七日ニシテ治タリ。

鶴《カク》膝《シツ》風《フウ》攣《レン》跛《バ》手《テ》足《アシ》不屈《クツ》伸《シン》筋《スヂ》違《チガヒ》

導引　下　八

之類

脚《カツ》氣《ケ》鶴《カク》膝《シツ》風《フウ》等《トウ》ノ類何《イヅ》レモ肉結レ筋《スヂ》ヲ閉ト云フ習《ナラ》ヒヲ會《エ》得《トク》スヘシ骨經結レ骨ニ付キ分肉解結シ本《モト》ノ如ク成スト知ルヘシ攣《レン》跛《バ》ハ疵《キズ》腫《ハレ》物《モノ》風毒《ドク》ナド或《アルヒ》ハ痘《トウ》疹《シン》食傷《シヤウ》熱毒《ドク》ナドノ類発《ハツ》熱ニテ筋ヲ二ツ三ツモ閉《トヂ》結《ムスビ》足短《ミジカ》クナル事有リ胃ヲ扱イ筋ヲ延《ノベ》分肉解結スヘシ手足屈《クツ》伸《シン》

ロサルモ同意也。或ハ指《ユビ》或ハ頸《エリ》何レニテモ皆ナ
肉結レ筋ヲ閉也。細《コマカ》ニ扱イ筋ヲ解《トク》ベシ。急《キフ》ニ
思フテハ不治《ヂガタシ》。心長ク可レ療《リヤウス》。
筋《スヂ》違《チガヒ》所《トコロ》ニヨリ順逆ノ意《ココロ》得《エ》アリ。膝《ヒザ》ヨリチ
カイ足ノ甲《カウ》張《ハル》コト有。分肉解結常ノ如シ。
脉《ミヤク》打《ウチ》切《キレ》不粲《ナラス》動《ドウ》氣《キ》ノ類
脉打切動氣何レモ肝疝氣ノ証《シヤウ》ニ多シ。肝《カン》

經。胃《井》膀胱結《ムスボ》レハ。腰《コシ》ノ七骨ヲ能々扱イ
其ノケノ環跳ヲ療シ。外《ソト》腿《モモ》ヲ摩轉スル扱ヤウ
疝氣ト同シ。
不眠《ネムラズ》ハ湧《ユウ》泉《セン》ヲ能摩《マス》。腰《コシ》足《アシ》ヲ東ラ可レ療。
臑《ヒヨ》腳《カウ》骨《コツ》節《フシ》痛《イタミ》之類
一切腫物ノ生《シヤウ》スルコトハ肉ノ結レテ筋ヲ閉氣血
滞ル故也。常ノ如ク分肉解結シ念ヲ入藉
絲ヲ除去ベシ。初《ハジメ》ハ腫《ハレ》ノ外ヲ遠《トホ》ク療シ次《ツギ》ニ
腫近ク。百二百三百退《シリゾ》モ摩ベシ。瘀血メクリ
肉ヲ上ル妙《メウ》也。委《クハシ》ク可レ受口傳。
又云肉《ニク》燥《カハキ》堅シテ扱カタキニハ。ホルトガルノ油《アブラ》
ヲ指ニ付テ摩スベシ。
筋ノ痛ハ指ニ掛《カケ》テ引《ヒキ》ス骨ハ按摩シ砕
ベシ。深《シン》邪《ジヤ》遠《エン》痺《ヒ》ハ鍼《ハリ》刺《サシ》テ砕《クダク》ベシ。浮《フ》石《セキ》ナ

トノ如ニクタケ痛スナハチ治スル也。
問云解結ノ術《ジユツ》古法ニアリヤ。然リ。霊《レイ》樞《スウ》
官能篇ニ知《シリテ》解《トク》結《ムスボレ》云ヲ可考見。
又問。筋骨ニ刺スコト古法ニアリヤ。然リ。素問
鍼解篇ニ一鍼皮。二鍼肉。三鍼脉。四鍼筋。
五鍼骨。六鍼調陰陽。七鍼益精。八鍼除
風。九鍼通九竅除三百六十五節氣云云

眼耳歯

眼《ガン》ハ肝ニ属《ゾク》ス上《カミ》綱《マブチ》ハ足ノ太陽ノ經主《ツカサド》ル下《シタ》綱《マブチ》ハ足ノ陽明ノ經主ル内眥《マガシラ》ハ手ノ少陰ノ經主《ツカサド》ル鋭眥ハ足ノ少陽ノ經主《ツカサド》ル瞳子ハ腎ノ精也額骨眉骨浮絡觸絲アリテ瞖膜《マク》血筋トナル念《ネン》比《ゴロ》ニ指摩シ除クヘシ常ノ如頭面ヲ扱ヒ上下ノマブチ數《ス》十返摩シ内眥

鋭眥鼻《ハナ》ヲ摩シ顴《クワン》骨眉骨ヲ動シ扱フ耳ハ腎ニ属《ゾク》ス十二經皆耳ニアツマルト云々耳ノ後完《クワン》骨ヲ摩シ耳ノ下ノ結肉邪《ジヤ》骨《コツ》痞《ヒ》滞アラハ按蹻シ和ケ除クベシ深《フカ》ク堅《カタ》キハ鍼刺スクタクベシ事ヲ頸項ノ結レ邪骨ヲ砕ヘシ歯ハ骨ノ餘《アマリ》ニメ腎ニ属ス下歯ハ手ノ陽明大腸ノ經主《ツカサド》リ上歯ハ足ノ陽明胃ノ經主《ツカサド》ル

是モ頸喉《ノンド》嚨ノ結筋觸絲ヲ解シ頬車耳ノ前後ヲ按摩ス痛和《ヤハラ》キ堅固ニナル也歯肉脱モ早《サウ》速アガルヘシ

小《セウ》兒《コドモ》　疳《カン》　驚　亀胸《ハトムネ》　亀背ノ類

小兒養生案摩ノ法

夫稚ノ病ハ滞ヨリ生ス氣滞レハ血滞ル血滞レハ熱《ネツ》生《シヤウ》ス熱生スレハ痰《タン》生ス百病トナ

ル氣《キ》何《ナニ》ニ依《ヨツ》テ滞ルヤ摂《セツ》繳ソムク事アレカ肉結レテ筋ヲ閉《トヅ》ル是痞《ヒ》塞ノ根《コン》元《ゲン》也導引ニアラスンバ不可開ク故ニ小兒常ニ按摩スレバ諸病不生虚証《シヤウ》ヲ實《ジツ》症《シヤウ》ニナシ食氣ヲ順《ジユン》シ精《セイ》神《シン》ヲマス色《イロ》ヨク肌《ハダヘ》厚《アツク》一月ノ内ニ験アルヘシ保《ホウ》養《ヨウ》セザレトモ百歳ヲ越《コユ》ル人有リ黄《クワウ》帝人ヲ撰《エラ》ンデ導引ヲ教ヘ歯齦垣ノ一

方ヲ見《ミ》幕《マク》ニ爪《ツメ》ニテ腸《ハラワタ》ヲ洗《アラウ》ト云ル。自《ヲノヅカラ》叶フ。乳《チ》母《ウバ》敎ヘノ如ク摩ル時《トキ》誠《マコト》ヲ專《モツパ》ラニシ慎《ツヽシン》テ他《タ》念《ネン》有ベカラズ。

足ノ五ツノ指ノ本《モト》節《フシ》ヨリ爪《ツメ》先《サキ》マデ、左ヨリ右ヘ右ヨリ左ヘマハシ、爪ナリニ爪ニ氣《キ》ヲ付《ツ》ケナヅル事五指氏ニ三返、足ノウラヲ、大《ダイ》指《ユビ》ノ方《カタ》ヨリナヅル事五返、足ノ甲《コウ》ヲ、踝《クルブシ》ノ際《キハ》ヨリ、指先マデ二十返。踝《クルブシ》ノ上ヘ手一《イツ》束《ソク》ヲ、丸《マロ》クナヅル事十五返。膝《ヒザ》ヨリ腰《コシ》骨《ボネ》マデ七返。外《ソト》腿《モヽ》ノ下ツケ子ヨリヒザマテ五返。亀《カメ》ノ尾《ヲ》ノ先ヨリ、大《ダイ》推《ツイ》マデ三返、中《チウ》脘《クワン》ヲ横《ヨコ》ニ十返、鳩《キウ》尾《ビ》ヨリ臍《ホゾ》ノ下マテ五返、又臍ノ下ヲ横ニ五返、肩《カタ》ヨリ指《ユビ》先キマテ五返、胸《ムネ》ヲバカリニモナヅベカラズ、サスリヤウ、塗《ヌリ》物《モノ》ノ上ニ髮《カミノ》毛《ケ》一《ヒト》筋《スヂ》ヲキ二尺モヲチ

サル心ニテ重《オモ》サ碁《ゴ》石《イシ》一《イチ》モク、或《アルイ》ハ二十三目《モク》ノ重《ヲモサ》ニテ我カ指《ユビ》先《サキ》ニ氣ヲ付《ツ》ケ先ヘ摩《ナヅル》也。毎《マイ》日《ニチ》一ドヅツサスルヘシ。

右小兒按摩ノ小《コ》鏡《カヾミ》ト名《ナヅ》ク。乳《チ》母《ウバ》ニ常《ツネ》ニ訓《ヲシ》ヘ習《ナラハ》シムベキ也。

又脊《セ》扶《ツ》ヨリ血《ケツ》海《カイ》マデ摩シ、七返、胃ヲ摩ス。毎日足《アシ》腰《コシ》ヲ摩《マ》轉《テン》スレバ乳《ニウ》食《シヨク》滞ラザル方病《ビヤウ》生ズル事ナシ。脊《セナカ》骨《ボネ》脇《ワキ》ヲ摩ニテ手滞《トヾコホ》レハ痛《イタ》ム。骨ニ當《アタ》ラザレバ不《ズ》痛《イタマ》。任《ニン》脈《ミヤク》中《チウ》脘《クワン》足ヲ摩ス。内《ウチ》腿《モヽ》ノ骨燥《カハ》クハ手ヲ掛《カク》引ク。脊《セナカ》骨ハ高《タカ》キ所《トコロ》續《ツギ》合ヲ分《ブン》拂《ヒツ》テ良シ。

疳《カン》ヲ療《リヤウズ》ル事、大《タイ》槩《ガイ》右ニ同《ヲナジ》。章《シヤウ》門《モン》ノ瘧《ギヤク》母《モ》ハ腰ヨリ手ヲ掛《カク》、指《ユビ》ヲ入レ脾《ヒ》胃《イ》ノ取《トリ》付《ツキ》ヲ放《ハナ》ス。心《シン》痞ハ小腸ヲ專ラニ耳ケ。章門ノ結レヲ解カシ

肋先ヨリ脊ニ行通督《トク》脈《ミャク》ヲ越シ十五返
摩ヘシ足ノ肝《カン》經大腿ヲ強ク摩ルヿ三
十返足ニ至リ或ハ五七返足ノ指先ニ氣ヲツ
ケテ念《ネン》ヲ入摩ヘシ返《カヘス》ヽ足ノ指先ニ氣ヲ
付ル事肝《カン》要《ヨウナリ》也
肝府ハ三行通ヲ摩テ腰《ヨウ》眼《ガン》ノ穴ヲ解シ
足ニ至《イタツ》テ心府ノ如摩スヘシ

導引　下　十五

腎《ジン》府ハ横《ワウ》骨《コツ》ノ末《スヱ》ヲ強《コハ》ク動《ウゴカ》シ摩ル事十返
若シ骨高《タカ》ク成《ナラ》ハ按ス事三返亀ノ尾ノ左右
ヲ上リニ摩ル事十返ニ二十一ノ推《ズイ》骨ヲ揉《モ》
ム事七返同《オナジ》ク骨ノ際《キワ》ヲ上リニ強ク摩ル
事五返督脈ノ上ヲ摩ル左右共ニ可弁
脾《ヒ》府《カン》ハ中《チウ》脘《クワン》胃經ヲ摩ルヿ十返足ノ陰《イン》經《ケイ》
脾經ヲ摩ル事五七返足ノ裏《ウラ》ヲ摩ル事

五返絶《ゼツ》骨《コツ》三陰交《サンインカウ》ヲ摩ル事五返若シ結《ムスボ》
レテ踝ノ外《ソト》ニ手ニサワル物《モノ》有《アラ》ハ念ヲ入レ肉《ニク》ニ
成程《ホド》ニ可摩
肺《ハイ》府ハ大腸ヲ専ラ耳ケ脾胃ノ行ク處《トコロ》小
腸ニ同シ肩胃ノ先キ胸骨ノ先ヲ砕キ手
ノ内ノ方肺經通《トホリ》ヲ解ニノ腕《ウデ》ノ真中《マンナカ》ヲ摩ヿ
十返左右共ニ可摩胸ヲハ摩ヘカラズ

導引　下　十六

府《カン》眼《ガン》虚《キヨ》眼《ガン》ハ督《トク》脈《ミャク》ヲ摩ル脊《セナカ》骨《ホネ》高《タカ》ク或ハ
ヒククク角《カド》ラシク變《ヘン》有ルハ常人《ツネノヒト》ノ如《ゴト》クニナレ
程《ホド》摩レハ諸《シヨ》眼《ガン》共ニ治ス。
虫《ムシ》症《シヤウ》ハ胃《井ノ》府《フ》ヲ第十ニ療スヘシ又術《ジユツ》ニハ二十
一ノ骨ノ中ニ麝《ジヤ》香《カウ》墨《スミ》ヲ摺《ス》リ一寸四方ニ免
ク付レハ虫《ムシ》臓《ゾウ》ニマワル又腹ニ付レハ虫下《クダ》ルナリ。
麝香墨ナクハ上ミノ麝香一分程《ホド》墨《スミ》ノ内

ニ入テ用ルモ可也。

急驚風《キフキヤウフウ》ハ。産後《サンゴ》ノ血逆《ケツギヤク》ト同ジ。足ヲ專摩ス。足ノ指先ヲ可摩。上部ヲ不可摩。灸法《キウハウ》。足ノ兩大指ヲ合《アハセ》ク、リテ。間《アイダ》ニ灸スヘシ。屈《カヾメ》テ寢《イヌ》ル小兒ハ。驚風煩《ワヅラ》フ者也。鬼角《トカク》氣逆上《キギヤクジヤウ》スル故也。

慢驚風ハ。脾胃虚多シ。天樞ノ左右 カタカイ有ト可知。水分《スイブン》。氣海《キカイ》ヲ摩ル者ニ十返

廿返モ天樞ノカタカイヲ井ケ。形ナキヤツニ摩ヘシ。腰骨ノ下。環跳《クワンテウ》。太腿《フトモヽ》ヲ摩リ。三百返モ中ヨリ上ヲ摩ヘシ。左右共ニ。脾胃ノ行《ユク》處ヲ。アシサキマテ。念ヲ入摩ス。中脘ヲ。二百モ三百程モ摩ス。又手ヲ摩スヘシ。

亀胸《ハトムネ》。如常肋《アバラ》先《サキ》ヲ摩ル病久ケレバ。胃ノ府脊ニ引付ルニヨリ。諸方手足ノ先ヲ。療ス煩フ

テ二三年ニ成ルハ。堅ミモ少シ。脊骨ノ延《ノビ》ルヤウニスベシ。肩ヲ專ラ療ス。肩手ヲ療シ。一行通ヲ井ル也。

亀背《ヒムシ》。二十一推ノ骨ヲ井ケ。左ノ腰骨ヲ解シ。右ノ腰骨ノ方ヘメグルヤウニ。左ノ環跳。右ヘメクルヤウニスベシ。七骨ヲ碎キ扱フ。七骨トハ。腰《コシ》骨。左右。横骨ノ末。左右大腿骨。左右

亀ノ尾一ツ 此外二十二ノ骨ヲ專ラ碎クヘシ
語遲。ドモリ。喉嚨ニ氣ヲ付ヘシ。一三歳四五歳マテ。足ノ立ス又ハ。療治シテ立テバ。モノイフ事有リ。足立ツテ。言ザルハ。難治也。
疱瘡序病二日ナル時ハ。顔ニ手ヲアテミルニ。肉ノ内。松葉《マツバ》ノ先。針ノ先ニサワルヤウナリ手サワリハ。腹脉ヲカニカウル同意也。

傳ニ云ク。疔病ノ時。手足ノ折目《リメ》ノ内ヲ。紙燭《シソク》ニテ念ヲ入可レ見ル。皮ノ内ニ現ルル者也。是ニテ疔毒ノ氣ノ虚實寒熱ヲ。詳《ツマビラカ》ニ分別《フンベツ》スベシ。
又云。疔疹ニ瘀《ヲ》ヲ兼ルハ。変証《ヘンシヤウ》スル事多シ。疔疹ノミニ氣ヲトラレ。瘀ニ氣ノツカヌ者也。腎ニ溼《シツ》入リ煩フハ。任脉。筋《スヂ》燥《サウ》キウレ。竹ニサワルヤウ也。氣血メグラズ。濕ヲ含《フク》ム所ハ。初《ハジメ》ハ熱アリ。後ハ潤《ウルヲヒ》少《スクナ》モナシ。殊《コト》外《ホカ》寒《ヒヘ》テ。温《アタヽ》ラザル也。摩シテ治ス。
乳《チウ》癖《ヘキ》カ。タイカイハ。章門京門ノ結レヲ能ク揲《キリ》シ。底《ソコ》ニハ指ヲ入レ。後ヨリ前ヘ分肉ス。

六府ノ病五藏ニ移ス。肝ヲ治メ。膽ノ府愈ル。

胃ヲ療スレバ。脾ノ病愈ヘ。小腸ヲ療スレバ。心ノ病愈ユ。大腸ヲ療スレハ。肺ノ病愈ユ。膀胱ヲ療スレハ。腎ノ病愈ユ。獨《ヒト》リ膽ノミ。肝ヲ療ス。命門ヲ療メ。三焦治ス。問テ云。府ヲ療メ藏ノ病治スルナラバ。先ツ膽ヲ治《ヲサム》ベキニ。却《カヘツ》テ肝ヲ治ル事奈何《イカン》。然《シカ》リ。膽ハ肝ノ短《タン》葉《ヨウ》ノ間《アイダ》ニ有ルナレバ。按蹻ニテ扱ガタシ。故《ユヘ》ニ肝ヲ療シテ膽ヲ治也。　又問。肝ハ藏ナレハ。按蹻及ヘキヤ否《イナヤ》。然《シカ》リ。筋《スジ》絡《ラク》羈《ツナガ》絆《レ》悉《コトゴト》ク肝ツカサトル所《トコロナリ》也。蹻《キヤウ》術《ジユツ》ハ。總《ソウ》ジテ肝ヲ療スル法也。如何《イカン》トナレバ。專ラ筋ヲ扱フ故也。　又問。命門ヲ療テ。三焦治スル事奈何。然リ。命門ハ相《シヤウ》火《クワ》ニシテ。人身ノ元氣。兩腎ノ間。臍下ノ中《チウ》主《シユ》也。氣海ニテ。是ヲ療スレハ。上中下三焦。悉ク治ルナリ。命門ノ療《ヨウ》術《ジユツ》。本文ニ詳《ツマビラカ》也。

六府ヨリ五藏ニ移ス病証

胃ノ病・中焦ノ滞・痞《ツカヘ》・膈《カク》噎《イツ》・中風・中氣
吐血・心腹痛・七八椎ノ痛・不食・悪心《ヲシン》・吐逆
胃寒熱・肢節《セツ》痛《ツウ》・脹満・水腫・衄血《ケツ》不止
黄疸・瘡毒《サウドク》下疳《ゲカン》・下歯《シタバ》痛《イタム》
胃ノ病脾ニ移《ウツ》ス
脾ノ病・面黄・呃逆・呑《ドン》酸《サン》・痢《リ》・中満《チウミ》不食・洩瀉

四肢腫《シユ》脹《チヤウ》・百節《セツ》疼《トウ》痛《ツウ》・脹満 大便硬《カタク》・黄疸
小便不利《フリ》・膈中不利・痔・疝《セン》・腹《フク》痛《ツウ》 滑《カツ》泄《セツ》
不包・脇《ワキ》痛満・
右ハ胃ノ病脾ニ移ル故ニ胃ヲ療セスハ無《ナシ》脾
病治《ヂ》ル又脾胃ハ根本ナレハ万病悉ク治ス
小腸ノ病・口瘡・痔・咽痛・領《エリ》腫・疝瘕《カ》・労《ロウ》嗽《ソウ》
秘結・小便赤《アカク》澁《シブル》・腰《コシ》滞《トヾコホル》・大汗・脚《カツ》氣《ケ》・風《フウ》毒《ドク》

膀胱ヲ押《オセ》小便不通・滞下・酒毒
小腸ノ病心ニ移ス
心ノ病・口舌瘡・骨《コツ》痛《ツウ》・舌焦・恐懼《キヤウク》・腹中熱《ネツス》
胸痛・心痛・肩背臂膊痛・胸腹《フク》腰《コシ》背《ハイ》引《ヒキ》痛《イタム》
水ヲ好《コノ》ム・手熱赤腫・面赤目黄《カホアカクメキバム》・狂笑《キヤウセウ》・吐血
喉閉《ノンドトツ》・痛背ニ引ク・消《セウ》渇《カツ》・魂《コン》魄《ハク》妄《マウ》乱《ラン》・多忘・
大息・痔・不語《フゴ》・狂言・癲癇 癲狂 乱心

腰腹中熱・咽喉乾燥・掌熱・小便不利・
小児胸骨高・
右小腸ノ病心ニ移ス故ニ小腸ヲ不療ハ心ノ
病愈ル事ナシ
大腸ノ病・便血下血 脹満・痢・疝寸白・
咳嗽・手足屈伸セズ・腿不仁 腿肉減ス・痿躄
鶴膝風・人面瘡・蹇跛・筋チガヒ・ナゲ足・

痔・脱肛・天樞ノ結レ・環跳ノ邉積聚・面疔・
上歯痛・産後ノ痢・同ク腰ヌケ・
大腸ノ病肺ニ移ス
肺ノ病・咳嗽・清涕流ル・胸満・背痛・肺癰・
吐血・肺痿・乳上ノ邪骨・氣腫・瘰癧《ルイレキ》・乳岩《ニウガン》・
喘息・痰・脈ノ折切レ・脈レフル・鼻痔《ヒジ》・酒査鼻《シユサビ》《ザクロバナ》・
香ヲキカズ・悪キ香ヲキク・皮ニ出ル諸瘡・

脇ノ疾・眉頭ノ疾・體氣・亀胸・亀背瘡
右大腸ノ病肺ニ移ス故ニ大腸ヲ療セズハ肺
ノ病愈ル事ナシ・
膀胱ノ病・小便不利・小便數《サク》 脹満・赤白濁・
五淋尿血・溺床《ヨバリ》・遺溺《イバリ》・小便ノ後煩・
幼キ時・ヌレシメレニテ・腎膀胱ニ湿入リ病トナル・
小児ニ專ラ多シ・命ヲ失スル事多シ・或ハ痱ト

ナリ・目ニ尤《トガ》メ・貴人ノ児ニモアリ・是ハアタタメ
過《スゴ》シ・汗出テ後チ・足ヲ冷《ヒヤ》シ・寒氣ヲ含《フク》ミ・暑《シヨ》ヲ
含ミ濁氣《ダクキ》ヲ含ミナドシテ・寒濕滞ル故也・
一　膀胱ノ病腎ニ移ス
腎ノ病・小腹脹満・小便滑・腰痛ニ手足冷ヘ・
腹大臍腫・陰濕・小便不禁・腹結痛・遺精・
氣上衝心・耳聾痛・咳嗽・胸中痛・脊痛

陰痿・疝・眼花・痔・脹満・洞泄・腿筋痛・
口熱・舌乾・咽腫・嗌乾・黄疸・腰痛・吐血
歯痛・虚労・
右膀胱ノ病腎ニ移ス故ニ膀胱ヲ療セザ
レハ腎ノ病愈ル事ナシ・
肝ノ病・瘧疾・吃逆・健忘・眩暈・眼病目盲・
怒・胸脇病・氣逆頭痛・耳鳴・息積・小便難・

咽逆・内癰・吐血・筋痛筋痺・疝・瘲攣《ジウレン》・
遺溺・黄胖・舌木強・脇中驚怖・月水不来
腹脹・
肝ヲ治ルニハ筋ヲ可療・肝ノ病膽ニ移ス
膽ノ病・半表半裏・清汁ヲ呕ス口苦ク太息・
舌下痛 熱多キハ脇・冷レハ脇丁ナレ
右肝病膽ニ移ス故ニ肝ヲ治バ膽病自ラ可愈

命門ノ病

元陽不足スレハ脾胃虚ス・不食・呕悪・腹痛・
膨脹・水腫・大便不實・小便遺・腰膝冷弱・
肢節痺痛・寒ヲ怯レ・神氣疲・心痛・痰・
寒疝・喘・痞・膈・久瘧・久痢・月水不順・
小兒痺痢・下冷・
命門三焦ト表裏スル故ニ命門ノ病三焦ニ移ス

三焦ハ總領五藏六府・榮衛經絡・内外左右
上下ノ氣也・三焦通スレハ内外左右上下皆通ス
也其於ケル用身灌體和内調外・榮左養右導
上宣下ナリ・莫大於此也・衛出於上・榮出於下
上絡脉系也・中ハ經脉系也・下ハ人氣系也・
又屬膀胱ノ宗始主通陰陽ヲ調虚實呼吸腹
脹氣滿・小腹堅・溺不利・脹滿舌乾・口焦咽

閉・脇肋痛 胸背引痛・嗌乾・遺溺・頭面腫
腹脹・喘咳・関格不通・下痢不止・腹鳴・小
便不通・大便澁痛・下痢・
右命門ヲ療スレハ三焦ノ病自可愈

鍼灸藥撲法

問云灸鍼可用否然按術ヲ用レ旣病邪甚
シク・骨肉キハメテ破ク・脊髓ニ入バ可鍼灸

病ノ軽重ニ従《シタガ》イ。鍼ノ大小長短見合《ミアハセ》タルヘシ。按術委《クハシ》ケレハ。鍼灸ハ自ラ明《メイ》白《ハク》ナラン。灸ハ虚寒甚ク。氣血順《ナガ》リカタキニ必《ス》用《ユ》ベシ。又按シテ。邪氣退キ。痞、和《ヤハラガ》バ。多ク灸シテ。良《ヨ》シ。薬リニテハ。按摩ノ功ヲタスケ。按術ニテハ。薬カヲ助《タスク》ベシ。其ノ外食療肝要也。然レ圧。的《テキ》中《チウ》ニアラヌサレハ。却《カヘツ》テ害《ガイ》アリ。

撲《ボク》法ハ。ヤハラカ成《ナル》石《イシ》ヲ。丸ク長クケヅリ紙《カミ》ニテ数十返張《ハ》リ。ラクサニ包《ツヽ》ミ腰ノ七骨。二行三行通リ。痞塊《カイ》ノ上ヘ。エリ肩。髪際《ハツサイ》ナドノ邪骨ヲ撲《ウチ》砕《クダク》ベシ。古ノ砭《イシハリ》ナトノ類《ルイ》ナルベシ。最《モ》良術也。又木ヲ長サ七八寸程《ホド》ニ削《ケヅ》リ。二行三行通。痞滞ノ所ヲノ按《アン》動《ウゴカス》モ。良術也。

煉《レン》金《キン》丹《タン》ノ術

夫長生不老ノ道ヲ修《シユ》ント思バ。行《ギヤウ》住《ヂウ》坐《ザ》臥《グハ》ニ心ヲ丹《タン》田《デン》ニ止《トヾ》メ。暫《シバラク》時モ離《ハナル》ベカラス。⊙田トハ臍下ノ中《チウ》央《ヲウ》也。此ノ処天地ノ根。万物ノ本ニシテ。一ヲ守ト名ツク。人能一ヲ守レバ。一又人ヲ守ルト云是也。亀《カメ》ノ六ヲカクシ。蛇《ヘビ》ノ穴ニ潜《ヒソマ》ルガ如シ。頭《レイ》ヲ慮《オモンパカ》ラザレバ。七情ヤブル事ナク。ミダリニ労セザレバ。六気ヲカカス事稀《マレナリ》也。

正ク坐シ。念ヲ空《クウ》メ。手ノ大指ヲ両ノ脇《ワキ》ノ下ニ當《アテ》。脊《セ》梁《リヤウ》ヲ直《ナヲ》クシ。會《ヱ》陰《イン》ノ穴ヲ敷《シキ》。喉《ノド》ノ細ニ吽《ウン》声《セイ》シ。小腹ヲハリ肛《コウ》門《モン》ニ怒《イカ》息《イキ》ヲ呑《ノミ》。歯《ハ》ヲクイシメ。臀ク勢カヲ臍下ニ至シムレハ。頭ノ氣ム子ニ入リ。胸《ムネ》ノ氣腹ニ降《クダ》リ。腹ノ氣丹田ニ皈リヲサマリ。心空。腹満。純陽温和《クハ》ノ氣ヲ生シ。弱《ヨハキ》ヨリ強《ツヨキ》ニ至リ。強《ツヨキ》ヨリ剛《コハキ》ニ至ル。

臍ノ變《ヘン》シテ筋《スヂ》トナシ。質《シチ》ヲ煉《ネツ》テ金《キン》トナス。万病悉ク除《ノゾ》キ。身體堅固ニ。精神《セイシン》日《ヒヾ》ニ増長《ゾウチヤウ》ス。行路寢臥ノ時モ。修《シユ》ル事右ニ同シ。甚《ハナハ》ダ急ナレハ退散スルナリ。

又丹田ヲ思《オモ》ヘシ。思《オモヒ》ノ義口傳アリ。畢竟《ヒツキヤウ》心ヲ臍下ニ置テ。動《ウゴ》カサズ忘《ワス》レズ。語《コ》默《モク》動《トウ》靜《セイ》飲《イン》食呼《コ》吸《キウ》ノ間《アイダ》モ怠《オコタ》ルベカラズ。

又元《モト》ヨリ病アリテ。氣降リガタキハ。療治ヲナスベシ。鍼灸藥按摩ノ詳ニ本文ニ記ス所也。祝由ハ。神國ノ風ナレバ。最モ重スベシ。深《フカ》ク工夫スル事。肝要也。

行氣ノ法

寅《トラ》ノ時《トキ》。南ノ方ニ向テ。心ヲキヨクシ。ミダサズ氣ヲ閉《トヂ》。息《イキ》セサル事七度。又氣ヲ呑《ノ》ム事。堅物ヲノムガ如クスル事七度スヘシ。其後イカホドモ。多ク口中舌下ノ唾ヲ呑ムヘシ。

右内經ニ見ヘタリ。又寅ノ時ニ不拘。常ニ行テ一入益アリ。无病長命ニシテ不老。

導引口訣鈔巻之下終

右述ル處ノ兩巻ハ諸病ヲ治シ諸苦ヲ救ヒ齢ヲ延《ブ》ルノ妙術悉ク載タリ古ノ按壽ハ世間ニ知ル人稀レ也。明朝ノ澄相公代々相傳ヘ長崎ヘ来ル肥州ノ隠士道古老人是ヲ習ヒ其旨ヲ記シ畢又後ノ輩ラ此ノ集ヲ能ク明メ添削シテ全書トナシ万世ニ行ハ少キ補ヒニモ成ナンカ

益壽軒粮陽子記之

正徳三癸巳歳九月穀旦

皇都書林　永田調兵衛

東都書林　小川彦九郎

按腹図解

初學《しよがく》の人《ひと》此《この》書《しよ》に擧《あ》ぐるところの次《じ》序《じよ》に循《したが》ひ、慣習熟練《くわんしつじゆくれん》、歳月《さいげつ》を積《つ》なば起《き》死《し》回生《くわいせい》の妙境《めうきやう》に到《いた》るべし。然《しか》れども人《ひと》は活物《かつぶつ》にして療治《りやうぢ》は活技《かつぎ》なれば、一方《はう》に拘泥《こうでい》すべからず。唯《たゞ》臨《りん》機《き》應《おう》變《へん》を尙《たつと》むなり。旣《すで》に自《じ》得《とく》のうへにては、此《この》次《じ》序《じよ》に拘《こだは》るべきにあらざるなり。

——太田晋齋——

療術叢書第一篇　按腹圖解

この叢書を
無き父　自如道人に贈る

あなたの好みを道樂であると私はよく言つたことを記憶してゐる。たしかに、あなたの蒐集や研究は道樂の域を出ないで、あなたの腦裡に藏されたまゝ灰になつて終つた。だが、あなたのやられたことに對し、今はその愚かなる子は、感謝を以つてそれを見てゐる。

あなたの蒐集と拔萃とを、私はあなたの遺骸と共に灰の儘葬りたくないと思つてゐる。その心がこの叢書を產んだのである。

かつてはあなたを野喩するやうな氣持の息子であつた私のこの擧を微苦笑を以つて迎へ、乞ふ地下に瞑せよ。

甲斐の徳本

徳本は永正十年に生れ、寛永七年二月十四日、百十八歳で歿した長命、奇蹟徳行、寡慾恬淡の神醫と言はれてゐる。戰國時代から徳川時代に生を享けた人で、甲斐の徳本と異名をされ、本名は永田徳本知足齋と言つた。若年の頃甲斐の驍將武田信虎の客分となつた關係上、甲斐の徳本といふ名を得たのである。

醫術を研究し、本草學を修め甲州葡萄を發見したと言ひ傳へられてゐる。醫術は支那明の歸化人月湖と玉哲に學び、特に人間長命延壽の薀奥に苦心研究を積んだと傳へられてゐるが、更に會津の實相寺の殘夢和尚に就いて人世の處世學を修めた。

藥一貼十八文
白牛に乘り、藥袋を胸にかけて
諸國を遍歴した甲斐の徳本。

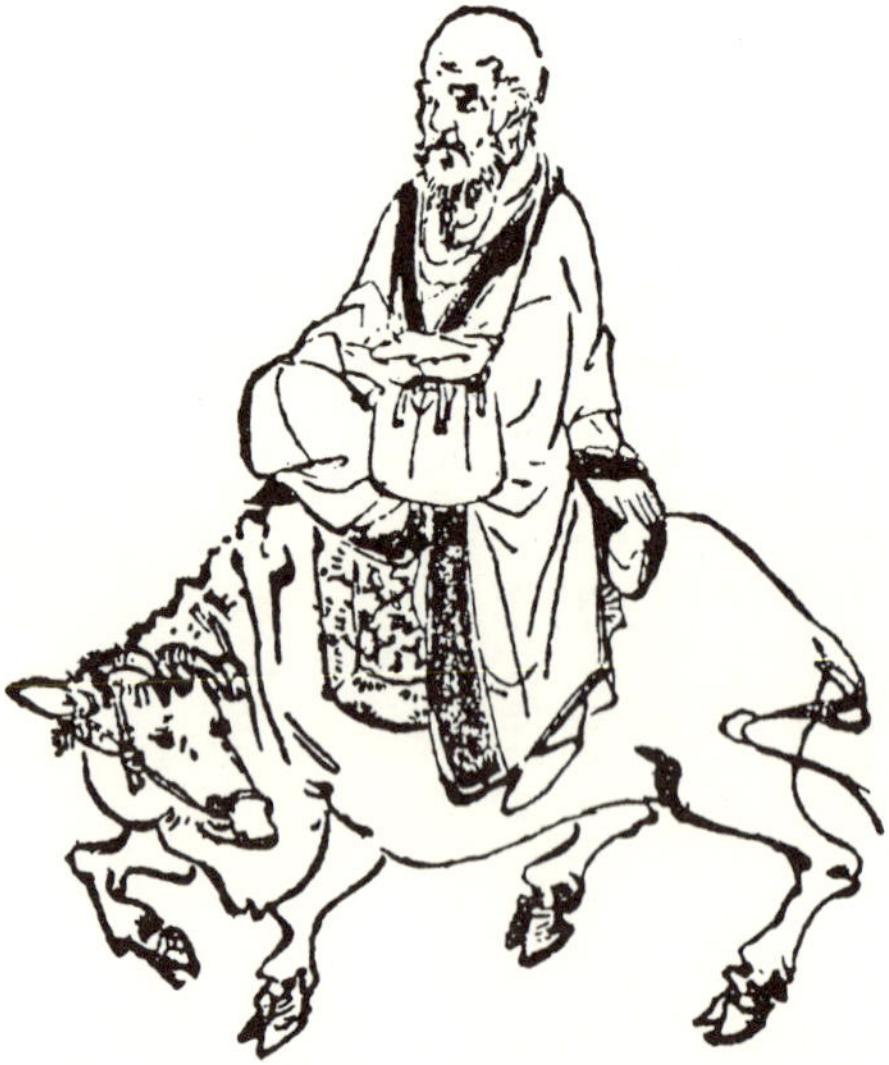

前文二

名利に捉はれる勿れ
衣食に心を勞する勿れ
須らく心を塵外に脱せよ

と殘夢和尚に教へられた。百十八歳まで長生しながら、一見六七十歳位にしか見へず、一向歳を取らないやうであつたさうで、有名な一休和尚などとも大の仲よしだつたとのことである。

徳川家康の歿後、徳本は一貼十八文（或る書には十五文とあり）と大書した藥袋を胸にかけ、日本六十四州を股にかけて天下を遍歷行脚した。

三代將軍家光公が重篤の病に罹り、時の天下の名醫を召集したが力及ばず、遂に徳本の診察を受けた。當時徳本は、「醫急救十九方」の著書を公にし、調劑にかけては天下無

醫は仁術なり

神醫《しんゐ》徳本《とくほん》は一貼《てう》十五文で、三貼《てう》で如何なる病《やまひ》も治《なほ》したといふ傳《つた》へであります。往診《わうしん》の時には先づ患家《くわんか》の様子《やうす》を見まして、貧者《ひんじや》であれば米《こめ》、醬油《しやうゆ》、味噌《みそ》、薪炭《すみまき》などを見舞《みまひ》に贈《おく》つて置いて診察《しんさつ》に取掛《とりかゝ》つたといふことであります。かやうに貧《ひん》の病《やまひ》の方から先《さき》に治《なほ》してまゐりますから、肉體の病も治癒しよい譯《わけ》合《あ》ひであります。

三貼《てう》四十五文の藥料《やくれう》ではありますが、他の素醫《しろゐ》の匙《さじ》を投げた富家《ふか》の患者《くわんじや》を三服《ぷく》で治《なほ》しますから、付届《つけとゞけ》が二十兩《りやう》百兩とあります。是《これ》で藥本《やくほん》も出來《でき》、また貧者を見舞ふことも出來たのであります。（皇漢醫話より）

敵の名を世上に擧げてゐた。

彼が家光公を診察投薬すると醫薬效を奏し、家光公の病は奇效顯はれて日ならず癒へた家光公の喜悦滿足この上なく城内に留まつて吳れと德本に言つたが、德本は

餘州を遍歴する任務あり、江戸城内に住家を定めるわけには參り申さず。

と答へた。「然らば朝廷に奏上して法醫師（醫師の最上名譽位）を與へよう」と言はれたが

生涯野にあつて天下の萬民を診察したい望みだ

と言つて之も辭した。「では何なりと謝禮をしよう」と言つたが

恐れ入りますが一貼十八文の薬代を頂きます

と言つて之も辭した。

自信と膽玉

醫者《ゐしや》は自信《じしん》と膽玉《きもだま》が必要《ひつえう》であります。神醫《しんゐ》永井《ながゐ》權中《ごんちう》先生がある患家《くわんか》の小兒《せうに》を診察投薬《しんさつとうやく》しての歸途《きと》の半頃《なかばごろ》、患家の使《つか》ひの者が追《お》ひかけて參りまして「子供《こども》の容態《えうたい》が變《へん》でありますから今一度《ど》引返《ひきかへ》して診《み》て下さい」と願《ねが》ひました。

先生は籠《かご》の中《なか》で坐《すわ》つたまゝ自分《じぶん》の脈搏《みやくはく》を按《あん》ぜられまして、「氣《き》遣《つか》ふことはない、あと一服《ぷく》を敎《をし》へた刻限《こくげん》に飲《の》ませば、明日《あす》は屹度《きつと》平癒《へいゆ》する」と言はれて更に驚《おど》ろかれた容子《ようす》がありませなんだ。使《つかひ》が歸《かへ》つた後《あと》で籠《かご》かきが其理由《わけ》を尋《たづ》ねますと、先生は「拙者《せつしや》の脈《みやく》に異變《くるひ》がない限りは斷《だん》じて誤診《ごしん》をしてゐないからだ」と答《こた》へられました。（皇漢醫話より）

浪華 太田晋齋先生著

按腹圖解

全

村田嘉言画

浦邊良齋書

文政十丁亥歳初冬

更に大阪に太田晋齋氏あり、按摩の術に詳しきを以つて名あり、文政十年「按腹圖解」を著はして按摩のことを説く

按腹圖解序

導引按腹《どういんあんぷく》の施術《せじゆつ》は、其疾病《しつぺい》に對して効《こう》あるは古今《ここん》の經驗《けいけん》に因《よ》りて著明《あきらか》なりとす。而して近來《きんらい》此業《このわざ》の振起《しんき》せざるのみならず、漸《やうや》く退歩《たいほ》の姿《すがた》を現《あら》はしたるものは、専《もつぱ》ら盲人《もつじん》瞽婦《ぜいふ》の業《わざ》に委《まか》したるに由《よ》るなるべし。

曾《かつ》て米國《べいこく》の某氏《ぼうし》は我横濱《わがよこはま》に於て導引按腹師《どういんあんぷくし》を雇《やと》ひ、本國《ごく》に歸《かへ》り之を行《おこな》はしむるに頗《すこぶ》る國人《こくじん》の賞賛《せうさん》を得たりと。今亦歐洲《おうしう》醫家《ゐか》の我按腹術《あんぷくじゆつ》に就いて深《ふか》く注目《ちうもく》する處あるを以て、大醫戸《と》塚環海《つかくわんかい》氏、英國倫敦府《えいこくロンドンふ》シント・トーマス病院《びやういん》にありて遥《はる》かに書《しよ》を海軍《かいぐん》々醫熊谷幹《くまがやかん》氏に寄《よ》せて、導引術《どういんじゆつ》に關《くわん》する古今《ここん》の書籍《しよせき》を求《もと》めらる。因《よ》つて氏は普《あまね》く書肆《しよし》を探求《たんきう》するに、如何せん其

徳川幕府時代

徳政の恩澤として民心を収得し、安んじて業務に從事さす政策で、盲人保護の目的から按摩術を盲人の専業とした。その爲按摩術は一種の賎業と化し、按摩術本來の目的を逸脱した慰安の具となり、その發達も遅々として時代遅れの觀を呈した。

×

按摩道を大別すると杉山流の古來から傳はつてゐる按摩法

著書《ちよしよ》に乏《とぼ》しくして遞送《ていそう》すること能《あた》はさるを。

然れども、我邦《わがくに》古今《こん》に行《おこな》はるゝ處《ところ》の醫術《いじゆつ》の一方《ぱう》にして基礎《きそ》たる其著書《ちよしよ》なしと言ふは復嘆《ふくたん》すべきの至《いた》りなり。氏偶《たまた》ま按腹《あんぷく》師齋藤儀藏《しさいとうぎぞう》氏を訪《おとな》ひ、告《つ》ぐるに其故《そのゆゑ》を以つてす。氏之《これ》を聞き慨《がい》然嘆《ぜんたん》じて曰《いは》く。

「我業《わがげふ》に關《くわん》する著書《ちよしよ》に乏《とぼ》しきは我業の衰微《すゐび》したるの現象《げんせう》なり今海外《かいがい》に於て之を覓《もと》めらるゝは我業の名譽《めいよ》なり」とて、藏《ぞう》する所の按腹圖解《あんぷくづかい》と題《だい》せる一書を出して之を熊谷氏に贈《おく》る。氏欣然《きんぜん》之を受《う》け直《たゞ》ちに英國倫敦《えいこくロンドン》に向《むか》つて發送《はつそう》したりと言ふ。

是より先《さき》、導引師福山晴庵翁《ふくやませいあんおう》は、密《ひそ》かに此業の退歩《たいほ》せしを憂《うれ》ひ居りしが、此事を聞いて大いに慨嘆《がいたん》して曰《いは》く「我業の衰《すい》體《たい》を恢復《かいふく》する實《じつ》に今日《こんにち》にあり」とて、同業齋藤儀藏氏と謀《はか》り

四

と、比較的新らしい吉田流の二つがある。手で揉む揉療治と、腹部などの筋を揉み上げる按腹とがあつたが、按腹の術は忘れられて所謂揉み療治だけが徳川幕府以來現今にまで按摩の名稱で傳へられて來たものである。
杉山流には盲人が多く。吉田流には眼明きが多く、鍼灸法を心得てゐる人が多い。杉山流の元祖杉山和一は徳川家綱の病を治し祿五百石を賜り關東總檢校となつた人である。

按腹圖解を刊行《かんこう》して普《あまね》く同業有志者《いうししや》に頒《わか》ち、我業の隆盛《りうせい》を企《き》圖《と》せんとす。而して其刊行《かんこう》する處の按腹圖解一部を携《たづさ》へ來り余《よ》に一言《げん》を記《き》せんことを請《こ》ふ。
余《よ》之を閲《えつ》するに、此書や文政年間《ぶんせいねんかん》、浪花《なには》の人太田《おほた》晋齋翁《しんさいおう》の著《あらは》す處《ところ》にして、書中四十有餘の施術圖《せじゆつづ》を示《しめ》し之を詳論《せうろん》せしものなれば、其業に從事《じゆうじ》する者、此書を基礎《きそ》として研究《けんきう》する時は、蓋《けだ》し裨益《ひえき》する處亦尠《すく》なからざるべし。余素《もと》より導引の事を知らずと雖《いへど》も、翁《おう》の美擧《びきよ》を賛《さん》し聊《いさゝ》か其顚末《てんまつ》を記して之が序と爲す、と言ふ。

明治二十年九月中浣

仙台　橋本己代治

少彦名命

古歌に

すくなひこなのにが手にて
なでればおちるどくのむし
おせばなくなる病のちしほ
おりよさがれよいではやく

我國最古の醫術の神様は少彦名命である。これが手を以つて病氣を治す法の起原のやうに思はれる。

按腹圖解序

千磐破《ちはやふる》神代《かみよ》に大巳貴命《おほなむちのみこと》彦名命《すくなひこ》と力を戮《あは》せ心を一《ひとつ》にして天下《あめのした》を經營《をさめ》給《たま》ひ、復顯見蒼生《またうつしきあをくさ》また畜產《けもの》などの爲に其病《そのやまひ》を癒《をさ》むる方《みち》を定めさせ給へりしかど、瑞籬《みづがき》の久《ひさ》しき世々を經《へ》て久米《くみ》の岩《いは》橋中絕《はしなかたへ》しまゝ、後瀨《のちせ》山後《やまのみ》の世に其術傳《じゆつつたは》らず、時世《ときよ》移《うつ》りて金刺《かたさしの》宮《みや》の御代《みよ》に言佐《ことさ》倣《へ》く、百濟《くだら》國より五經博士《ごきやうはかせ》、曆博士《こよみはかせ》、醫道博士《ゐどうはかせ》、採藥師《さいやくし》等を始めて召給《めしたま》ひしより、樛木《つかのき》の彌繼嗣《いやつぎし》に朝廷《みかど》よりも人を唐土《もろこし》に遣《つか》はし、凡百《いろく》の技藝《わざ》を學習《まなは》させたまふの故由《よし》は代《よ》々の史《よみ》に見へたり。

我醫《わがゐ》道《し》も亦唐土《もろこし》より傳《つた》へしにこそ、されば導引按蹻《どういんあんきやう》の術《じゆつ》も同じく傳來《つたひき》しにや有《あら》ん。又皇國《みくに》にて發明《おもひをこ》せし人有《ひとある》に毋《は》やあら

腹とりの女

平安朝時代の榮華物語を見ると豊臣秀吉の醫岡田道保が按摩術を考案し、檢校、勾當、座頭、衆分等の階級を制定して醍醐天皇の時に按摩鍼灸の創めを拓いた祖、明石覺一の按摩業を完成した。後世越前の吉田某氏が出て京都にその教を廣め、鍼法の研究に従事した。

ん。三栗《みつくり》の中昔《むかし》の頃其術の世に行はれし證《あかし》は、榮花《えいが》の物語《ものがたり》に「腹《はら》とりの女《をみな》」といふこと見えたり。されど此物語は七百歳《なゝもゝとせ》餘往古《あまりむかし》の事なれば其技《わざ》は伊香保《いかほ》の沼《ぬま》のいかなりしや知るべからず。又彼邦《かのくに》にも最上代《いとあがりしよ》には專《もつぱ》ら行れしよしは、醫籍《くすぶみ》の親《おや》と崇《あがむ》る内經《だいきやう》といふ書《ふみ》に見えたり。されど彼處《かしこ》にもいつしか廢《すた》れしとしられて後世《のちのよ》の醫籍《くすぶみ》には絶見《をさ〳〵み》へず。然るに我大御國《おほみくに》に玉《たま》匣《くしげ》二百年あまりはまた誠に安國《やすくに》の安穩《やすらか》に、科戸《しなど》の風の荒振綿《あらぶれわた》津《つ》みの波の騒動《さはぎ》も絶果《たへはて》て治《をさ》め福給《さひはへたま》へる御世《みよ》の御蔭《みかげ》に隠《かく》れて、天下《あめがした》の蒼生《たみくさ》、尊《たかき》も卑《いやしき》も最靜《いとしづか》なる世を樂《たの》しむ。此御時《おんとき》を得て萬《よろづ》の廢《すた》れたるが興《おこ》ざるもなく、千々《ちゞ》の絶《たへ》たるが繼《つぐ》れぬも將《はた》あらさめる程に、我醫道《くすのみち》も亦しかなり。

是《これ》に因《よつ》て其道に精《くは》しき書《よみ》も、技《わざ》に委《くは》しき人も、其名聞《きこ》ゆる

素問經に曰く

（支那中世醫學史より）

按摩科。支那にては、按摩法は治療の一術として古代より既に行はれたるが如し。即ち「素問經」に曰く

脾風發レ癉可レ按

とあり。又曰く

按レ之則熱氣至。熱氣至。則痛止。

とあり。又曰く

經絡不レ通病生二於不仁一治レ之以二按摩醪藥一。

野邊《のべ》の蔓林《かづらはやし》の木葉《このは》と世に乏《とぼ》しからず誠に此道全備《このみちそなはれり》と謂《いふ》べし。さるを樫實《かしのみ》の獨り此導引按蹻《どういんあんきやう》の術《じゆつ》のみ古衣《ふるごろも》うち捨て、眞木柱《まきはしら》誰取立《たれとりたつ》る人も無《なか》りしに、葦垣《あしがき》の近き年頃内日指都《としごろうちひさすみやこ》の醫士《くすし》香河氏賀川氏の二人、世に勝《すぐ》れて我醫《くすしの》道を石上古《いしのかみふる》きに復《かへ》し、其醫論《あけつらい》の除波《なごり》此術に及《およ》ぼせり。故世人《すゑのよひと》此二子《ふたり》を以て此術再興祖《またおこせるおや》と思へり。されど其著書《あらはすしよ》をみれば、香河氏は擦病《やまひおさむる》の末助《すゑのたすけ》とし、賀川氏は養娠之本務《こうますのむね》とす。その旨意《むね》甚《いたく》齟齬《たがへ》る而已《のみ》ならず、其に岩淵《いわぶち》の深理《ふかまり》を極得《きはめえ》しにあらねば、其末流《すゑのながれ》を汲徒《くむひとく》をや。又空蟬《うつせみ》の世に此技《わざ》を業《なりわひ》とする人多くは盲人《めしい》、寡婦《やもめ》或は流落家《はふれびと》、貧《まづし》學《きもの》、醫生輩《またびのともがら》、此技《わざ》を以て糊口《よわたり》の資《たつき》とするに過ぎず、是に因《よつ》て此術をするを倭文手《しつた》纏甚卑《まきいといや》しめり。さる故識見人《からとさひと》は此術をしも恥且惡《はぢかつにく》むことにはなりにたり。

八

とあり。又曰く

痿厥寒熱。

其治宜ニ導引按蹻一。

とあり。

以上引用したる「素問經」の中にある按摩、按蹻及び導引と稱するもの果して如何なる術なりしやは詳細に之をなすべきにあらずと雖も、「隋書」の「百官志」及び「新唐書」の「百官志」に按摩博士及び按摩師の官を置かれたり。されば隋唐時代に按摩の名は世人の通稱となりたるなり。「新唐書」の「百官志」の「尚葯局」の條下に曰く、

をのれ将初學《はたういまなひ》の程は世人と同じく此術を卑《いや》しみしが、齢《よはひ》三十歳の頃重病《おもきやまひ》にかゝり、右往左往《とやかく》持扱《もてあつかひ》しに些許《つゆはかり》の驗《しるし》もなく、烏珠《ぬけたま》の夜《よ》に日に添《そひ》て痛《いた》くなやましく、今は玉緒《たまのを》も絶《たえ》なんと思ひしに、最恐惶兩神《いともかしこふたがみ》の靈《みたま》の恩頼《おんゆ》にやよりけん、不意《ゆくりなく》この術を思得《おもひえ》たりしまゝ、衣手《ころもで》の一向《ひたすら》に自試《みづからこゝろみ》しに、如此《さはかり》の劇疾《やまひ》も殘《のこれる》雪《ゆき》の春日《はるのひ》に中《あひ》て消《きゆる》が如く、刈萱《かるかや》のみだれ心地《こゝち》なん頓《とみ》に愈《さわやぎ》しかば、始めて此術にかゝる奇效《くすしきいさを》あるを識得《しりえ》しより、飛彈工《ひだく》うつ墨繩《すみなへ》の一すぢに思起《おもひおこ》して、夜《よ》に日に心を研《みが》くこと三歳許《とせばかり》、始て其大旨《おほむね》を得るに似《に》たり。されば是を世の病客《やむひと》に試《こゝろむ》るに其驗《しるし》勇名取響《いさむなとりひゞき》の聲《こえ》に應《こたふ》るが如し。此ことを知り聞傳《きゝつた》へて遠近《をちこち》の人是を乞《こ》ひ、是を學《まなぶ》人璞《あらたま》の月に日にいと多《おほく》なれど、ゐかゝはし此術は施《なす》も教《をしゆる》も急にすべき技《わざ》ならねば、一日に幾人をかと

按摩博士、
掌レ教ニ導引之法一。
以除レ疾。
損傷折跌者正レ之

とありて、其の按摩法とは、後に所謂按摩と整骨とを兼ねたるものなり。然れども按摩博士及び按摩師の官を設けしは隋唐の醫事制度にして、按摩科は宋代に至りて廢せられ其の後傷折を治療するは外科に併用せられたるものなり。

療せん。

さるからに是をかき著《あらは》し、圖《づ》をさへ添《そへ》て遍《あまね》く世の人にも、此揭焉《かくやさしき》術を告知《つげし》らせ、將天下諸人《はたあめのしたもろびと》のいたく疾病《やまひ》に苦痛《くるしむ》を和《なご》め婦女子までにも容易《たやすく》此術を教諭《さとし》しなば、上は雜豆臘君《さにつらきみ》と親《おや》につかふるに至深《いたりふか》く、中は福草《さきくさ》の身《み》をやしなひ、健《まめ》やかにして長生《ながいき》し、下は可愛子孫《まなこなすこまご》を慈養便《いつくしみいかすよすが》ともならば、彼天地《あめつち》の化《め》育《くみ》を贊《たすくる》と謂《いひ》し片端《かたはし》ともならでやはとなん、かくいふは。

文政十二年二月十五日

押照浪速人　太田武經

十

支那中世醫學史より

内經（「素問」及び「靈樞」）は秦漢時代の人、名を黄帝岐伯に假りて述作する所に係るものなり。こは實に今より二千有餘年以前の古典にして、又支那に於ける最古の醫學の著述なりき。此の古典醫書の價値に就ては、古來和漢の學者之を論じて已に定評あり。蓋し醫家の金科玉條とする所にして、實に和漢歴代醫學の寶

凡例

一、導引按腹の術和漢とも古昔《いにしへ》ありて後世中絶せしと見ゆ。素問《そもん》異法方宜論《いはふはうぎろん》、靈樞官態篇《れいすうくわんたいへん》、金匱要略《きんきえうらく》等の書に導引按蹻の目見えたり。然れども其術は如何なる事とも知るべからず。莊子に出し熊經鳥伸《ゆうけいてうしん》或は華佗《くわだ》の五禽《きん》の戯《たわむれ》の如きは、後世に謂獨按摩《いふひとりあんま》の類《たぐ》ひなるべし。はるか後明《みん》の代《よ》に至りて龔《きやう》居中《きよちう》の百效全書に、手足推撃《すいげき》の法を圖論せり。然れども煩雜にして則《のり》とすべきにあらず。又清《しん》の代の願體《ぐわんたい》集に「小兒急驚推拏《きふきやうすいじよ》の論」あり、我邦にも中昔《なかむかし》の頃此術の行はれしと物語文《ものがたりぶみ》に見えたり。其術は彼《かれ》も如何《いかに》とも知るべからず、又其術を記《き》せる書もなし。近世刊行せる導引口決《くけつ》集、導引

典なり。即ち「素問經」は和漢醫學の基礎學にして、儒者の五經に比すべき事は歴代醫家の齊しく認定せる所なり。兩晉南北朝時代の戰亂に依りて「内經」は終に散佚せしが隋代に至り、楊上善といふもの、勅を奉じて「素問經」を撰註す。「黃帝内經太素」とは即ち是なり。

然るに其後の兵火に際して、「素問經」及び「太素經」は共に烏有に歸せり。

唐代の寶應年間に王氷といふ人「素問經」の殘簡を得て恣に之を作爲し、編次を改め、

秘《ひ》傳抄《でんせう》の二書は同書同文也、

而も其秘傳抄は口決集を剽竊《ひやうせつ》せしものと見ゆ。其書粗淺《そせん》なれども我邦にて此術を書に筆せしは實に此書を以て嚆矢《かうし》とす、此道の陳陟《ちんしやう》といふべし。續いて廣川氏藏板の按腹傳あり。其文易《ゐ》簡《かん》に過《すぎ》て遺《のこ》る所あり。藤林氏の按摩手引あり、其文太甚《はなはだ》疎《そ》漏《ろう》、只初學の爲に設《もふけ》しものなり。特《ひとり》賀川子《かゞはし》啓《けい》子の產論翼《さんろんよく》に出る按腹の法のみ嚴然として法律《はふりつ》あり、則《のり》とすべし。然れども只按腹のみを説《とき》て其他《た》の手術に論及せず、遺憾といふべし。香河修德子《しうとくし》の行餘《こうよ》醫《ゐ》言《げん》に出《いで》し按腹の法は孟浪《もうらう》にして亦則《のり》とし難し。此外導引按腹の術を筆記せるものをいまだ見聞せざるなり。亦腹診書といへるあれども按腹術を論ぜる書にあらさるなり。

加ふるに彼の曆運家が言ふ所の五運六氣の說を交へ、自ら註解を加へて世に傳へり。宋代以後の醫學者が贋僞の「素問經」を見て、其の眞本を知るもの少なかりしが如し。

然るに幸にも、彼の隋の楊上善の撰びたる「太素經」は曾つて日本に傳來したることあり。其の丹波賴基の古鈔本は今も京都御室の仁和寺の寶庫に藏せらるゝなり。「素問經」の本文は之に據りて初めて見ることを得べきなり。

一、此書もとより大家《たいか》の爲に著述せるに非ず、只初學の徒《ひと》或は婦女子童僕まで見て容易に其旨《むね》を領會《がてん》せんを欲す。故に尤も俗諺俚語《ぞくげんりご》を以てす。看者《みるもの》これを察せよ。

一、人生養生の第一義は按腹導引にしくものなし。たとへ無病たりとも、平生導引按腹して元氣を鼓舞《こぶ》し、氣血《きけつ》を循環《じゆんくわん》し、飲食を消化《せうくわ》し、胃腸を調理《てうり》し、二便を快通《くわいつう》し、無病壯健にして天壽《てんじゆ》を全《まつた》ふするに過《すぐ》るはなし。世に養生を論ぜし書すくなく、適《たま〳〵》あるも只飲食起居《いんしよくききよ》の事のみ論じていまだ導引按腹の術に論及せず。是を以て余特《とく》に擧論《あげろん》するなり。俚《り》諺《げん》に四百四病より貧《ひん》程つらき物なしと、是大なる誤《あやまり》なり。世人病によりて死する人百人に九十九人までにて、貧窮《ひんきつ》にて死する人百人に一人もなし。此多寡《たくわ》を以て準知《じゆんち》すべし。

日本醫學史より

徳川の初世に、勢州の人林正且あり、世を擧げて按蹻を以つて醫中の賤技となし、從つて其術の廢れたるを慨嘆し、慶安元年「導引體要」を著はすに至りてこの術漸く興り、近江の人、喜多利且その術を傳へて時に名あり、次いで肥州の人大久保道古、寶永四年「古今導引集」を著はし、竹中通庵は「古今養性録」を著はして、その中に「導引」の一篇を掲げ、共に古今諸家の説によりて益々これを攻究す

病《やまひ》は誠《まこと》に恐《おそ》るべし、貧は憂《うれう》るに足《た》らず、たとへ富貴《ふうき》にして何事も心に任《まか》す身なりとも、平生虚弱《へいぜいきよじやく》多病ならば何の生《いけ》るかひかあらん。よし貧賤《ひんせん》にて何事も心に任せぬ身にても、平生《へいぜい》無病壮健《そうけん》ならば是にまさる幸《さひはひ》あらんや。まして挊《かせぐ》に追《おい》附貧乏《つくびんばう》なしとの俚諺《ことわざ》あるをや。是を以て司位高《つかさくらゐたか》き方々はいふも更なり、下《しも》が下の匹夫匹婦《ひつぷひつぷ》まで、此手術を以て眞神《しんじん》を調養《ちやうよう》し、形體《けいたい》を潤澤《じゆんたく》し、無病壮强《さうきやう》にして以て百年の壽命《じゆめう》を全《まつた》ふせんを慾《ほつ》する而已《のみ》。

一、此書中論《しよちうろん》ずる所の手術は、唯實用《たゞじつよう》を尙《たつと》んで更に虚技《きよぎ》を假《か》らず。故に折指皷動《せつしこどう》等の手術一切兼用《かねもち》ひず、讀人《よむひと》それこれを訝《いぶ》かる事なかれ。

一、此書中に癇症《かんせう》と疝氣《せんき》の二病の治術《ちじゆつ》を擧《あぐ》るものは、此二病

るに至りて、その術は愈々大成せり。然れども、當時諸家が唱道せる處は、巣子の導引「華陀の五禽」「道家の坐功」「婆羅門の按摩」と稱するものにして、行氣、胎息、却老護身を以つてその趣旨とするものにして皆自行の術なり。次いで香川脩庵に至りて、初めて按摩を治病の一術として用ふべきことを唱へ、その著「一本堂行餘醫言」に於て

或ハ腹ヲ按ジ癥ヲ抑へ

或ハ手足十指ヲ屈伸シ

或ハ肩背腰股關節ヲ摩動シ

或ハ氣ヲ散ジ體ヲ和シ

は近世之を患《うれ》ふる人最も多く、且《かつ》亦治法《ぢはふ》も手術非《あら》ざれば全《ぜん》癒《ゆ》せざるを以て、特《こと》に是を表出《へうしゆつ》するなり。尚其餘、外邪《ぐわいじや》、内《な》傷《せう》及沈痾《ちんあ》痼疾《こしつ》の療法と試功《しこう》の治驗《ちけん》の如きは後篇《のちへん》に論ず。

腹裏ヲ安穏ナラシム
コレ按摩ノ小益アル所以也
と唱道したり。
更に賀川玄悦、賀川玄廸ありて相嗣いで按腹を産科に實用し、その術は益々恢弘せられて實際化し、巷間に布延して遂には産婆のこの術を行ふものあるに至れり。
この期の始め、寛政年間に至り、伏見に藤林良伯なる隠れ人あり。按摩の一術が古の意に逆ふを嘆じ、これを治療の一術として用ふるには、先づ經路を正し、臟腑なる書を明らかにするの要あり、又その

按腹圖解目次

術式の方式的ならざることを說き「摩按手びき」なる書を著はしてその方法を詳述して一般に布延せり。

「按摩手びき」には

頭部按摩法
背部按摩法
四肢按摩法
腹部按摩法（按腹）
小兒按摩法
產婦按摩法

等の諸章に別ちて說明し、圖を掲げて詳しく手技を叙し、按摩の方法はこの書に至りて初めて完備の域に達せり。

更に大阪に太田晋齋氏あり、

第三術　鈎腸　沈著せる諸腸腹底の大筋を鈎引する術なり
第四術　降氣　動脈大幹の術道を推降の術なり
第五術　楫盪　腹筋を動搖する事舟人の揖を取る如きに形容するなり
第六術　鎭悸　任脈筋の動悸を鎭壓する術なり
第七術　調胃　胃の腑の歪斜せるを整して腸胃を調和す
第八術　達神　頭腦より流下する神經の脊膂に凝滯するを發達せしむるなり
第九術　參差　腹肚を安排し手を動搖すること參差たり
第十術　昇降　一動脈、二脈幹を一昇降調和せしむるなり
第十一術　利水　心下停滯の溜飲を分利するなり
第十二術　收斂　精神を氣海に收斂せしむるなり
第十三術　安神　心魂を本位に安住せしむるなり

按摩の術に詳しきを以って名あり、文政十年「按腹圖解」(本書)を著はして按摩のことを説きしが、按摩は「專ら一元氣の溜滯を活潑にし、臓腑を安住し、腸胃を調和し、血脈を融通し、骨節を和利し、筋絡を舒暢し、肌膚を潤澤し飲食を進め、二便を利し、氣力を盛んにする」等の學理的作用を說き、以って今日の按摩法の原則を形成せり。云々

按腹圖解

大阪 太田晋齋著

按腹導引活套

凡《およ》そ天地《てんち》の間《あひだ》に生《い》きとし生ける者《もの》はみな一大元氣《だいげんき》の運動《はたらき》須臾《しばらく》も斷間《たえま》なく流行《りゆうこう》するに資《よ》りてなり。是を以つて、此《この》一元氣《げんき》纔《わづか》に流滯《りうたい》すれば病《や》み、更《さら》に閉塞《へいそく》するときは死《し》す。

攝生四訣

張南軒先生

一、思ひを少うして神を養ふ
二、慾を少うして精を養ふ
三、勞を少うして力を養ふ
四、言を少うして氣を養ふ

皇道醫話より

病に罹りましても成るだけ藥を飲ませなくて病を治すのが醫者の極意であります。今で申しますれば、化學的療法の藥を用ひずに、理學的療法で治療するのが十に八九といふのが醫道の理想であります。昔の名醫が申されますには、「…… 藥は身體の養ひとはならぬ」と。如何にも病も毒でありまた藥も毒であります。毒で以つて毒を制するのでありますから、屹度中毒するのであります。

特《こと》に人は萬物《ばんぶつ》の長《おさ》として其精氣《せいき》神明《しんめい》にて衆妙《しゆうめう》の理具《りぐ》す。然れども其心識《しんしき》最《もつと》も盛《さか》んなるを以つて、其心神《こゝろ》を勞役《ろうえき》する事も最《もつと》も太甚《はなはだ》し。或は其公私《こうし》の勤勞《きんろう》により、或は世營《よわたり》の事業《わざ》により或は名利《めいり》名聞《めいもん》の爲に思慮《しりよ》大過《たいくわ》し、又は飲食《いんしよく》勞倦《ろうけん》、或は酒色《しゆしよく》縱《じう》慾《よく》、或は癇疝癪聚《かんせんしやくしよ》、或は風寒暑濕《ふうかんしよしつ》、或は痘疹《とうしん》、或は癈癩《はいらい》、或は痰飲溜飲《たんゐんりうゐん》、或は打撲損傷《だぼくそんせう》等種々《しゆ〴〵》の因《いん》によりて、一元氣是が爲流滯《りうたい》する時は、神氣不爽《しんきさわやかならず》、臟腑不安《ざうふやすらかならず》、腸胃不和《ちやういくわせず》、血脈澁濇《けつみやくじうしよく》し、骨屬不利《こつぞくりせず》、筋絡攣急《きんらくれんきふ》し、肌膚枯燥《きふこそう》し或は浮腫《ふしゆ》す。其病狀《やまひ》緩急遲速輕重《くわんきふちそくけいちう》の不同あれども、共に終《つひ》に横夭《わかじに》の根基《もとゐ》となる。

腹證奇覧より

診腹の次第

それ腹症を按ずるの法、まづ病人を平らかに臥さしめ、志氣を正しうせしめ、さて醫者も亦平らかに坐し、呼吸をただし、志氣を臍下に收め、あたかも武夫の兵を執りて敵に向ふが如く、大病を怖れず、死生に眩せず、富貴に屈せず貧賤を侮らず、その病敵を治し、その疾苦を救はんと、心を專一にして診察すべし。これ疾醫病者を診察するの大法なり。

候腹辨

候腹《こうふく》の法、古醫書《こゐしよ》に詳論《つまびらかなるろん》なし。内經脉要精微論《だいきやうみやくえうせいびろん》に『視五臟有餘不足六腑強弱形之盛衰云々』、難經《なんきやう》八難《なん》に『腎間の動氣也五臟六腑の本、十二經脉之根呼吸之門三焦之原云々』等の論《ろん》あれども候法《こうはふ》を詳《つまびら》かにせず。其餘《よ》諸醫《しよゐ》書《しよ》に腹證《ふくせう》をいふ事不可《あげてか》枚擧《ぞふべからず》、然れども一《いつ》も候法を說《と》かず。我邦近世《わかくにきんせい》香河《かがは》脩德子《しゆうとくし》『行餘醫言《こうよゐげん》』を著《あらは》して、其中に候腹の法を論《ろん》ず。說《せつ》詳《つまび》らかなれど猶未盡所《なほいまだつきざる》ありて、虛腹《きよふく》と病腹《びやうふく》と混《こん》ずる類不少《るいすくなからず》。是をもつて余再び是を詳論するなり。

凡《およ》そ按腹の術を行はんと欲する人、先づ候腹《こうふく》の法を辨明《べんめい》すべし。其《それ》これを候《うかゞ》ふに大綱《たいこう》五道《どう》あり。曰《いは》く實《じつ》、曰く虛《きよ》、曰く動《どう》凡そ腹症を候ふの法右のごとく病者に臨み、先づ右の掌を徐かに胸心にあて、一息して呼吸を定め靜かにし、心を鎭めて胸膈の澁をうかゞふ。
中央より診して左右に及ぶ、而して後心下へやはらかに指を下して、三指（食指、中指無名指）の頭にて按ずべし。
次に肋骨のはしへ指頭をかゝげ入れて苦滿の有無をうかゞひ、
次に腹中
次に左右の小腹
次に臍穴
次に左右の臍傍

悸《き》、曰く攣急《れんきふ》、曰く結塊《けつくわい》なり。

其實《じつ》といふは腹皮《ふくひ》厚《あつ》く、全體剛強《ぜんたいごうきやう》にして動悸《どうき》高《たか》からず、攣急《れんきふ》せず、結塊《けつくわい》なく、潤澤《じゆんたく》ある壯實《そうじつ》の腹症《ふくせう》にして、按腹用《もち》ひるに及《およ》ばず。

其虚《きよ》といふは腹皮《ふくひ》薄《うす》く、全體柔弱《ぜんたいにうじやく》にして動悸《どうき》高《たか》く、攣急《れんきふ》なく結塊《けつくわい》なく、枯燥《こそう》するは怯虚《きよきよ》の腹症《ふくせう》にして、妄浪《みだり》に按腹すべからず、家法收神術《かはふしうしんじゆつ》を用ひて元氣《げんき》を補住《ほじう》すべし。然らされば救《きう》濟《さい》しがたし。

其動悸《どうき》は腹裏《ふくり》の動脈《どうき》の外表《そと》に應《こたゆ》るなり。靜《しづか》なるを吉《きち》とし、躁《さわが》しきを凶《きやう》とす。

其攣急《れんきふ》は腹裏《ふくり》の大筋縮急《たいきんしゆくきふ》するなり。

其結塊《けつくわい》は食塊《しよく》、氣塊《き》、水塊《すい》、血塊《けつ》等の差別《さべつ》あれども、其腹裏

次に臍下と順々に診察すべし
これ診腹の次第なり。かくの
如くにして後、外症を察し、
諸患の有無を問ふべし。

寛政十二庚申夏五月發兌
稲葉克文禮著　腹證奇覽は
圖解四十二葉を以つて腹症
の候法を詳述し、その治法
用藥の處方を詳らかにせる
稀書なり。

に塊《かたまり》を結《むす》ぶに至りては一《いつ》なり。是をもつて動悸《どうき》、攣急《れんきふ》、結塊《けつくわい》其病状《やまひ》は異《こと》なるといへども、是を療《れう》する術に於て一なり。總《すべ》て動悸《どうき》にても、攣急《れんきよ》にても、結《けつ》塊にても、是を療するには、先づ其病《やまひ》の所在《あるところ》の裏《うら》面にあたり背中《せなか》を熟《とく》と解釋《かいしやく》し、扨其病毒《びやうどく》の上面《うへ》を、いかにも靜《しづか》に、少《すこ》し壓《お》す心《こゝち》にて解釋し、其後徐々《そろ〳〵》と調摩《てうま》すべし。此《この》ごとくに數次《いくたびも》するときは動悸《どうき》はよく鎭《おさま》り、攣急《れんきふ》はよく伸《の》び、結塊《けつくわい》はよく消《せう》ずるなり。即效《そくかう》を見んとて心《こゝろ》を燥《いら》ち、病上《びやうぜう》をゆめ〳〵強《つよ》く推《お》壓《す》べからず。理外《りぐわい》の變《へん》を生《せう》じて反掌《はんせう》の禍《わざわひ》をいたす。愼之《これをつゝしめ》。

按摩術は支那、印度、羅馬、希臘、ペルシヤ、トルコ等でも古來から行はれ、希臘の醫聖ヒポクラテスは三千年の昔にマツサージの効力を說き、オランダのカツケル一派は實際を主として解剖生理衛生等の學理的見地から推奬した。支那では孟子がその著書に按摩の說明を述べてゐる。マツサージといふ言葉は漢語の摩擦といふ言葉から轉化したものらしく、東洋の按摩術が西洋に輸入せられ、學理的、組織的に發達したものである。

導引按蹻按摩推拏名辨

導引《どういん》按蹻《あんきやう》の字《じ》は始《はじ》めて內經《だいじやう》に出づ。王冰《わうへう》の註《ちう》に曰《いは》く「導引は筋骨《きんこつ》を搖《うご》かし、支節《えだふし》を動《うご》かすを謂《い》ふ。按《あん》は皮肉《ひにく》を抑按《よくあん》するを謂《い》ひ、蹻《きやう》は手足《てあし》を捷擧《せうきよ》するを謂《い》ふ」。按摩《あんま》は類案《るいあん》に「髀《はせ》の上下を按摩する事《こと》百數《すう》」とあり、又涅槃經《ねはんきやう》に「病苦《びやうく》のとき捉持《そくち》按摩」とあり、成邦《わがくに》にても中昔《なかむかし》は按摩師《あんまし》、按摩博士《あんまはかせ》、按摩生《あんませい》等ありしは、令義解《れいぎかい》に見《み》ゆ。按摩は繻門事新《じゆもんじしん》に「其股《もゝ》を搥《つい》し其腹を按《あん》ず」とあり、又我邦《くに》昔《むかし》より「腹《はら》とり」といふは按摩の事なり。推拏《すいじよ》は願體集《ぐわんたいしふ》にみゆ。その餘《よ》猶數多《なほあまた》有《ある》べけれども餘《よ》は未《いま》だ考《かんが》へ得《え》ず。

腹候

久米 嵓先生著

「皇漢醫話」より

……腹を候ふには、先づ仰臥しまして靜かに心を落つけるのであります。第一に「虚里を見て神氣を察する」とあります。虚里とは左の乳の下であります。

右の手で左の乳の下を輕く抑へるのであります。今日では心臓の鼓動といひますが、此鼓動で神氣の盛衰を察する事に重きを措くのであります。

次に臍輪を見るのであります

癇症疝氣論

夫癇症疝氣《それかんせうせんき》の病《やまひ》近世《きんせい》最《もつと》も多《おほ》し。其病因《いん》と病名の如きは種々《しゆ〴〵》の異説《いせつ》あれば其論《ろん》は暫《しばら》く措《さしを》く。然して其癇《かん》といひ疝《せん》といふも一源《げん》の病根《びやうこん》にして、現在見《げんざいみ》る所《ところ》、その肩背《けんぱい》より胸腹腰臀《きやうふくえうでん》までの大筋縮急《きんしゆくきふ》して諸病患《しよびやうくわん》を爲《なす》の總稱《そうせう》なり。

其肩背胸肋《そのけんぱいきやうろく》の大筋急攣《きんきふれん》するときは上神經心肺《かみしんけいしんぱい》、上膈膜肝脾《しもかくまくかんぴ》等に逼迫《ひつぱく》するをもつて、其部位《ぶゐ》の諸器《しよき》其位《くらい》に安《やす》んぜず、故にかならず情識《じやうしき》に係《かゝは》る病《やまひ》を生《せう》ず。此病症《びやうせう》を世に癇症《かんせう》といふ。其病千状萬態《じやうたい》不定《さだまらず》といふとも、其大略《たいりやく》を斯《こゝ》に擧《あぐる》なり。

其輕症《けいせう》といへば、平生《つねに》肩肺強急《けんぱいきやうきふ》し或は氣《き》むづかしく起居懶倦《ききよらいけん》物《もの》に凝滯《ぎやうたい》或は物を思《おも》ひつめ、根氣《こんき》薄《うす》く物に退屈《たいくつ》し、何事《なにごと》につ即ち指の頭で臍の直上（五分）を軽く抑へて心臓の健否を察します。次に臍の直右側を軽く抑へて肺臓を候ひます。次が臍の左側で肝臓を見ます。（肝臓は解剖學上部位が右にあるのに左臍側で肝を見るのは不合理のやうに思はれると笑はれるかも知れません　然し内經には「肝の居る所は右而して治は左にあり」と申してゐます。肝の働きを左に求める意味であります）。次に臍の直下側で腎臓の氣を伺ひます。それから臍の中央で脾を見るのであります。

けても涙《なみだ》もろく、善《よ》く怒《いか》り善《よ》く悲《かな》しみ、健忘《けんばう》し、時々心細《ときどきこゝろぼそ》くなり、時々死《し》に着《つ》くが如く氣弱《きよは》し。物事憶病《ものごとおくびやう》になり、さわがしきを嫌《きら》ひ又さびしきも嫌《きら》ひ、過去《すぎさ》りし事を後悔《こうくわい》し又行末《ゆくすゑ》を深《ふか》く案《あん》じ憂《うれ》ひ、或は暦《こよみ》日の吉凶或は方位《はうゐ》、夢見《ゆめみ》、烏啼《からすなき》、狗吠《いぬたき》などの事まで心にかゝり氣《き》すます、人の言《こと》の端々《はし〴〵》、瑣細《さゝい》の事も心にさはり、或は綺麗好《きれいずき》し、死亡《しばう》等の事を見聞《みきく》を深《ふか》く忌悪《いみにく》み、又は世《よ》を倦《うん》で早く死《しに》たき心《こゝろ》になり、或は其家業《かげふ》を勤《つと》むるが懶《ものう》く、または人に應對《おうたい》するを厭《いと》ひ、或は物に撰《え》り嫌《きら》ひ多《おほ》く或は夜寢《よるい》苦《ぐる》しく、或は昏睡《こんすい》多く、夢見《ゆめみ》亦《また》をそはれ遺精《ゐせい》し、或は時《とき》となく四肢《しゝ》厥冷《けつれい》し振慄《しんりつ》鼓頷《こがん》し、或は戸《と》障子《しやうじ》の立《たて》あけ身《み》に響《ひゞ》きて振搖《しんよう》し、瑣細《さゝい》の音《おと》にも驚悸《おどろき》し、物事に思慮決斷《しりよけつだん》定《さだ》まらず、或は人群集《ひとぐんしゆう》の所《ところ》を恐《おそ》れ、或は人を疑《うたが》ひ又は猜《そね》みなど、兎此五個所に動氣がなければ五臓（心、肺、肝、腎、脾）には故障がないと判定します。動氣のある部位で有無輕重が知れます。

次に右の掌（他人の腹であれば左掌を用ひる）で中浣（ミゾオチと臍との中央部）を輕く抑へて、順次左へ廻轉させまして、臍の下より圓形に本の中浣に返るのであります。これを二三回繰返します。腹部、殊に下腹部（臍下二寸程の所を丹田といひます）が、新しいゴム毬の様に彈力性がありますれば至極壯健體であ

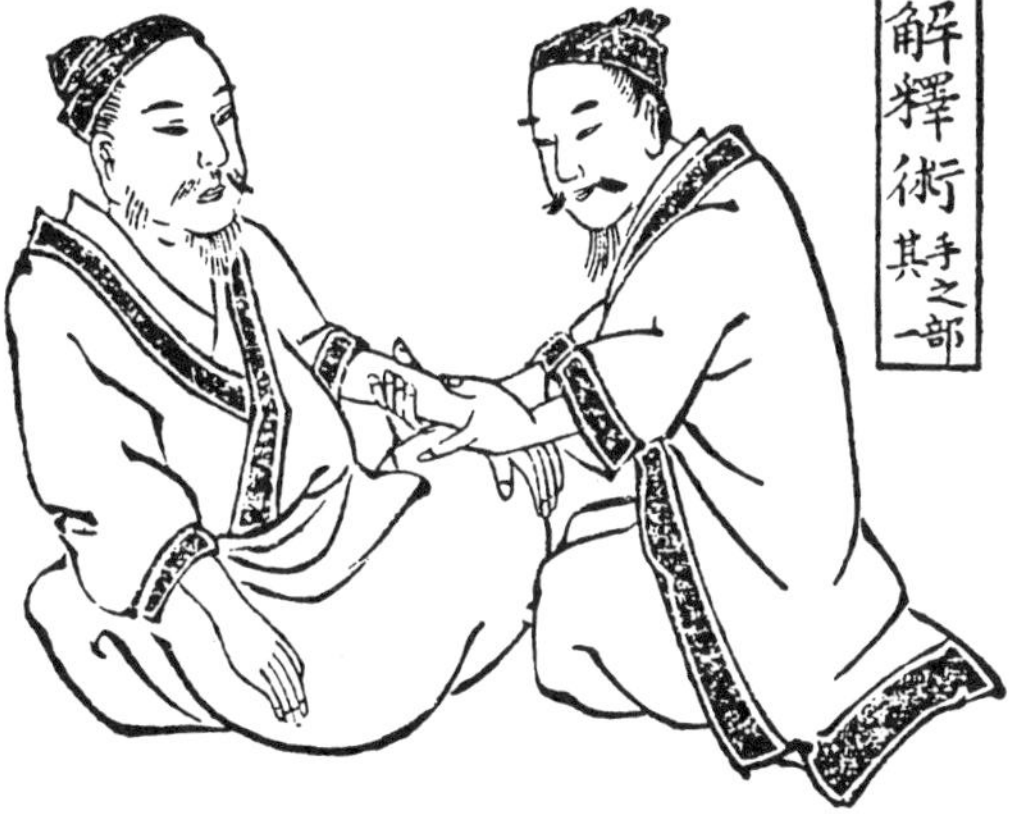

解釋術 其一 手之部

ります。もし腹の皮に張力がないのは虚弱な表象であります。發生せねばなりませぬ。又小さな石でも風呂敷に包みましたやうに、掌へゴロ〳〵當る氣が致しますやうなのは甚だ悪候であります。飲食も起居も一寸變つたことがないやうに見えましても、打捨て置くべき證候ではありませぬよく醫師に診察を乞はねばなりませぬ。毎夜就寢の時にこの行事をなされますと、安心してよく眠られて矢張り保健の一助となります。

角情識《かくじやうしき》にかゝる病多端《やまひたたん》なり。

其深重《しんちう》に至《いた》りては飲食無味《いんしよくあぢなく》、四肢《てあし》倦怠《だるく》、咽乾《のんどかはき》、衂血《はなぢ》、便血《けけつ》、身熱《みねつし》、發熱《はつねつ》、潮熱《てうねつ》、五心煩熱《しんはんねつ》、自汗《じかん》、咳嗽《がいそう》、吐血《とけつ》、心中煩悶《しんちうはんもん》等の勞瘵《らうさい》に疑似《ぎじ》する症《せう》となり非命《ひめい》の死を致《いた》す人不少《すくなからず》、嘆《たん》ずべきなり。又は自高賢《みづからかうけん》とし、或は罵詈親疎《のゝしりしんそ》を避《さ》けず、狂言《けうけん》、妄語《もうご》、喜笑《きせふ》、悲哭《ひこく》し、歌唱《うたをうたひ》、無時踰垣《ときなくかきをこへやねにのぼり》、上屋、棄衣《きい》、奔走《はんそう》、晝夜不寢《ちうやいねず》、顚倒錯亂《てんとうさんらん》、精神恍惚《せいしんくわうこつ》、目清神舍《めすみしんしや》を守《まも》らず等の狂症《けうせう》に類似《るいじ》して生涯廢人《しやうがいはいじん》となる人最《もつと》も多し。

又は半身偏枯《はんしんへんこ》し、肢體頑麻《したいぐわんま》し、手足癱瘓《なんくわん》し、舌強《したこわは》り不語《ものいへず》、言語澁《ことはしぶ》り、手足不遂《かなはず》、口眼喎斜《くちめゆがみ》、痰涎壅盛《たんよだれふさがる》等の中風《ちうふう》に類似《るいじ》し、又飲食《いんしよく》或は痰涎淸水《たんよだれしみづ》を嘔吐《おふと》し、或は胸膈不利《きやうかくりせず》、胸中否塞《きやうちうひつそく》、呑酸噯氣《どんさんおいき》等の膈噎反胃《かくいつはんゐ》に疑似《ぎじ》する症數多《あまた》ありて枚擧《まいきよ》すべからず

自如道人曰く

此書に謂ふ癇症疝氣の論は背筋の攣急强直に病の原因を置いてあります。これはたしかに一つの達見のやうでありますが、これは實は内臓の諸病の現はれであります。

内臓の何れかに病がありますと、みな背筋にそれが現はれるものであります。背の筋が張つてゐたり凝つたりするから病氣が起るのではないのでありまして、一つの病氣がありますと、背筋の一部に凝りが生じます。それが又原因となつて他の内臓に病を及ぼす

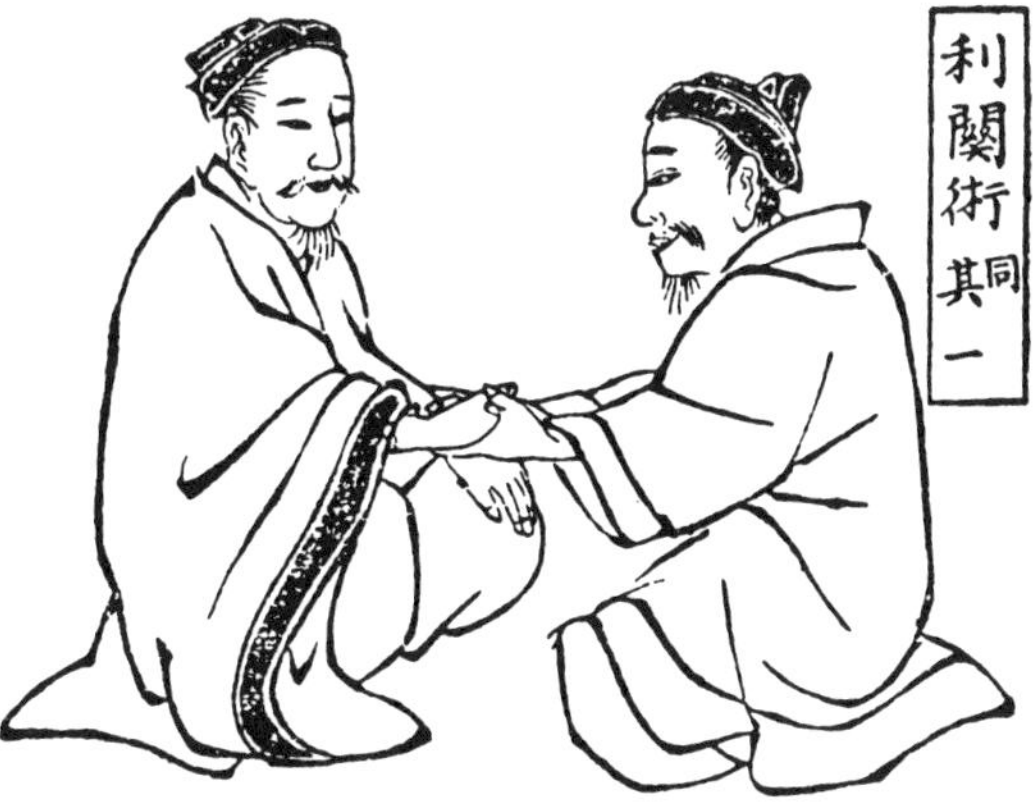

利関術 同其一

のであります。

一つの病氣が起りますと、このやうにして次ぎ次ぎに身體のあちらこちらに病が及ぶものであります。されば、背の筋を常に揉み軟はらげることに心掛ければ人は無病息災であります。

病により、壓せば痛さを覺ゆる個所があります。それ〴〵その所を異にするものであります。

胸の病にても、腹の病にても背中の筋に現はれることを知らねば病を癒すこと叶はぬものであります。

多くは癇症《かんせう》にして背胸《はいきやう》の大筋攣急《きんれんきふ》の致《いた》す所《ところ》なり。

又此滯凝攣筋《このたいぎやうれんきん》ある人は適々《たまたま》微《び》邪《じや》に感《かん》じても邪氣《じやき》難除《なんじよ》多く、勞《らう》疫《えき》、風勞《ふうらう》、虚勞《きよらう》となり、黴毒有《ばいどくある》人は黴毒勞《ばいどくらう》と成《たり》、産後《さんご》にては蓐勞《じよくらう》と成《なり》、小兒《せうに》にては疳勞《かんらう》と成命《なりいのち》を隕《おとす》ものすくなからず。

又其腹腰《ふくえう》の大筋攣急《たいきんれんきふ》するときは、上肝膽脾《うへかんたんひ》胃《ゐ》大小腸《だいせうちやう》、下腎膀胱《しもじんばう》精嚢子宮《くわうせいのうしきう》等の逼迫《ひつはく》するを以つて、其部位《ぶゐ》の諸器《しよき》是《これ》が爲《ため》に其位《ゐ》に安《やす》んぜず、故《ゆえ》に二便《べん》の通塞《つうそく》、腰脚前後《えうきやくぜんご》、二陰《いん》等に係《かゝは》る諸《やま》患《ひ》をなす。此病症《びやうせう》をすべて疝氣《せんき》といふ。

此病症《やまひ》亦多端《たたん》なれども其標的《ひやうてき》とすべきもの數條《すうちやう》を擧《あ》ぐ。

腰脚强直《えうきやくごうちよく》、腿脚攣急疼痛《たいきやくれんきふとうつう》、少腹拘急《せうふくこうきふ》、睾丸偏大《こうぐわんへんだい》、膝蓋痼冷《ひざがしらひへる》等の如きは、俗人《ぞくじん》も其疝氣《せんき》なるを知《し》れども、其餘諸雜病《そのよしよざつびやう》に疑似《ぎじ》の症《せう》に至《いた》りては、肘臂疼痛《ひぢのいたみ》、四肢痲痺《てあししのまひ》、臍腹絞痛死《せいふくこうつうし》せんと欲《ほつ》

三十

（第五十九頁解説）

鳩尾（心下）

心筋炎、慢性胃カタル、神經衰弱、癲狂病、此處に刺戟を與へると嘔吐する。

巨闕

心外膜炎、氣管支カタル、横隔膜痙攣、胃痙攣、直腹筋痙攣、吐瀉、胃擴張。

上脘

慢性胃カタル、胃擴張、胃痙攣、胃出血、腸疝痛、慢性腹膜炎、腎臓炎、食慾不進、消化不良、吐瀉、氣管

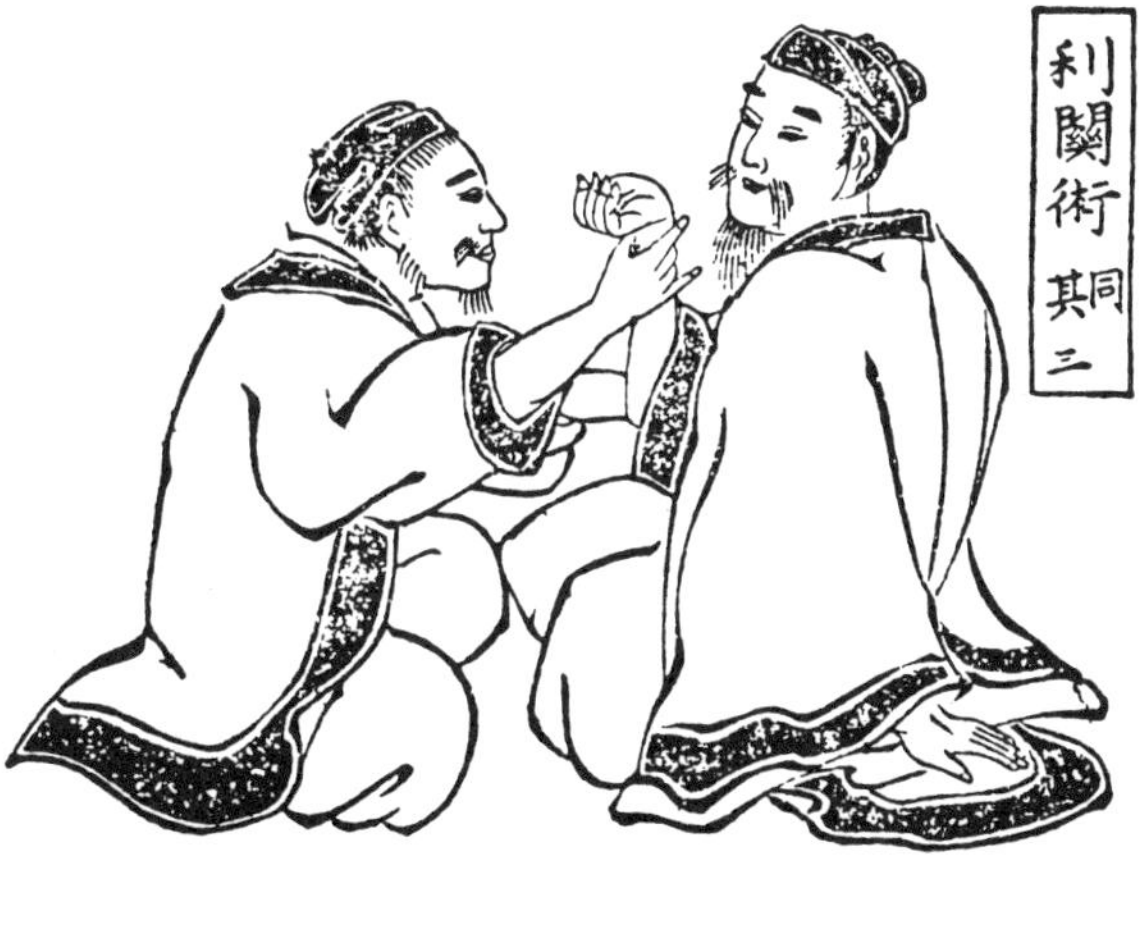

支カタル、腸間膜炎、心悸亢進、小兒脾疳。

中脘

慢性胃カタル、胃擴張、胃痙攣、胃出血、腸疝痛、慢性腹膜炎、腎臓炎、食慾不進、消化不良、吐瀉。

下脘

胃擴張、胃痙攣、慢性胃カタル、嘔吐、血尿。

水分

水腫、腹部鼓脹、腸疝痛、局發痙攣、腸雷鳴、慢性腸カタル、胃弱、食慾不進、腰背痙攣、小兒疳虫。

し、或は肋骨《ろくこつ》より横骨《わうこつ》まで繩《なは》を張《はり》し如く攣《ひきつ》り、或は心下衝逆《しんげしやうぎやく》し或は噫氣《あいき》吐酸《とさん》、或は反胃《はんゐ》噎膈《いつかく》の如く、或は半身不仁《はんしんしびれ》、或は脚弱《あし》萎濡《なへ》或は痿躄《こしぬけ》となり、或は骨節疼痛《ほねふしいたみ》、或は肌膚不仁《はだへしびれ》、四肢《てあし》麻痺《しびれ》、或は大便久秘《べんきうひ》又久瀉《きうしや》或は清穀下痢《せいこくげり》し小便澁濇《べんしぶり》、或は清利頻數《せいりひんさく》し、或は二十歳比《ころ》より四十歳前後《ぜんご》にて陰莖萎弱《いんきやうすいじやく》して交合不遂《こうくかなはず》、或は夢《む》交失精《こうしつせい》或は白濁《びやくだく》或は淋疾《りんしつ》、或は五痔脱肛《ごちだつこう》、或は便血《べんけつ》、尿血《にようけつ》、或は情慾妄動《じやうよくもうどう》、或は纔《わつか》に粉脊《おしろい》の薫《かほり》をきけば春情發動《しゆうじやうはつどう》し、或は老年《ろうねん》に至りて春情却《しゆんじやうかへ》つて妄動《もうどう》し、或は陰頭《いんとう》陰嚢冷《いんのうひへ》、男女《なんによ》とも陰器燥臭《いんきかわくさく》或は疼痛《いたみ》、濕痒《しめりかゆ》く、婦人經水不順《ふじんけいすいふじゆん》或は少《すくな》く或は過多《おほく》、或は不孕《はらまず》、或は妊娠《にんしん》しても墮胎流産《たいおちりうざん》し、或は生子不育《うまれごそだゝず》、赤白帶下《しやくはくたいげ》或は崩漏《ほうろ》となり、其餘《よ》種々《しゆく》の病状《やまひ》枚《まい》擧《きよ》に遑《いとま》あらず。已《すで》に論《ろん》ずる如く、癎《かん》と疝《せん》とは同病根《どうびやうこん》なる故に

神闕（臍）

脳溢血、慢性腸カタル、下痢、水腫、腹部膨脹、腸雷鳴、脱肛。（急性諸病で倒れた時など食鹽を布き、或はネギを五分位にしたものを縦に並べてその上に灸すると奏効する）

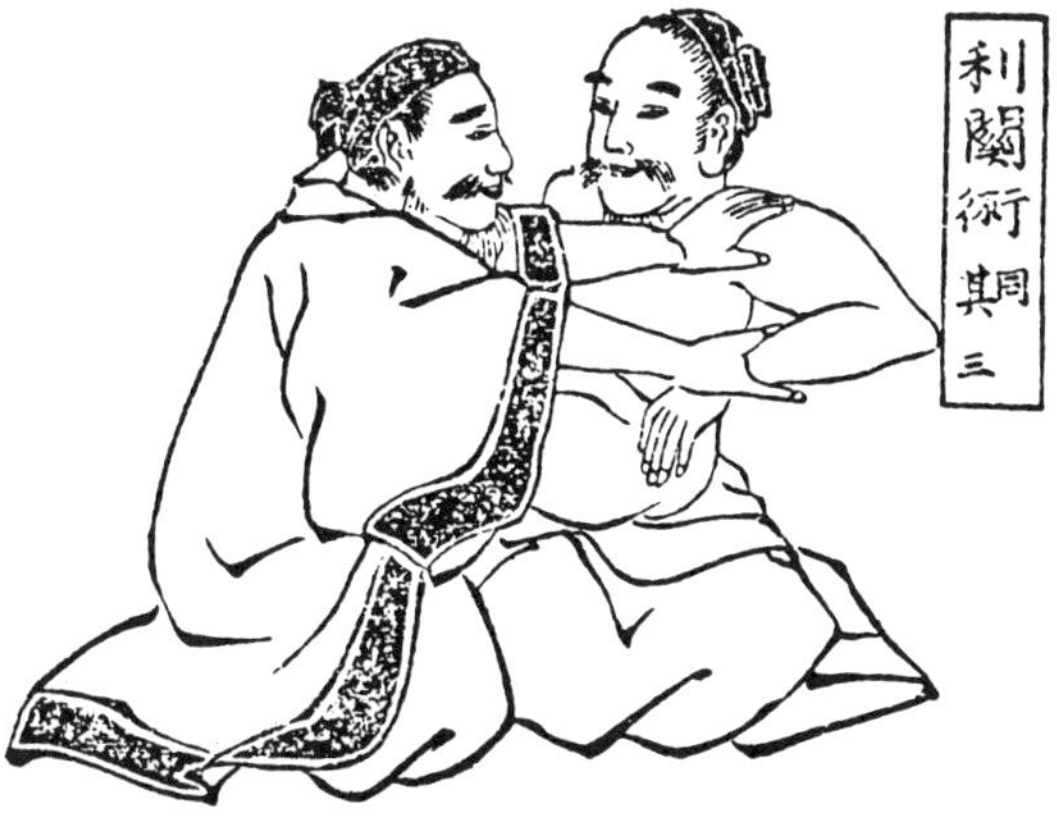

三十三

（第六十一頁解說）

不容

肩胛部諸筋痙攣、胃痛、喘息、咳嗽、嘔吐。左は胃、右は肝臓に對し主效。

承滿

咳嗽、嚥下困難、胃病、皷腸、腹部冷却、下痢、腸雷鳴、黄疸、上腹部筋強直。

梁門

急慢性胃カタル、食慾不進、消化不良、腸カタル、胃痙攣。

其病症《びやうせう》も治法《ちほ》も大同小異《どうせうい》なり。扨《さて》此二病《びやう》、其病勢緩慢《びやうせいくわんまん》なるときは、病者醫者共《びやうしやいしやとも》に油斷《ゆだん》して困《こん》篤《とく》にいたり或は他病《たびやう》に疑似《ぎじ》するをもつて誤治《ごち》し、或は癈人《はいじん》と成、或は嗣續《あとつぎ》を斷《た》ち或は天命《てんめい》を折《くじ》く人比々《ひゝ》數《かぞ》ふべからず、長大息《ちやうたいそく》すべきものなり。よく又醫俗《いぞく》ともに疝癇《かんせん》なる事を知るといへども、其治術旨綮《ちじゆつこうけい》に中《あた》らざるときは何の益《えき》なし。治術も藥湯鍼灸《くすりはりきう》のみにては効驗速《こうけんすみや》かならず、唯按腹導氣《たゞあんぷくどうき》の術をもつて其病根《びやうこん》たる胸背腹腰《きやうはいふくえう》の攣急《れんきふ》を調和《てうわ》し、臟腑《ぞうふ》を通達《つうたつ》し、其證《せう》に應《おう》じて調肝抑肝《てうかんよくかん》の劑《くすり》或は治疝《ちせん》の劑《くすり》を兼用《かねもち》ひるときは、いかに程年久《ほどとしひさ》しき痼疾沈痾《こしつちんあ》、又何《なん》とも名狀《めいじやう》しがたき危症《きせう》といふとも速《すみや》かに治《ち》するなり。是亦自《みづか》ら脩《しう》して知るべし。總《すべ》て何病にても、施《ほどこ》すに治術易簡《ちじゆついかん》にして其效速《こうすみや》かなれども、

關門

便秘、遺尿、水腫、その他腸疾患一般。

太乙

腸神經痛、癲狂症、脚氣、心窩苦悶、腸疾患一般。

滑肉門

癲癇、精神病、嘔吐、胃出血、胃痙攣、腸疾患一般。

天樞

慢性胃腸病一般、粘液下痢、寄生蟲、水腫、腎臟炎、子宮内膜炎、月經不順。

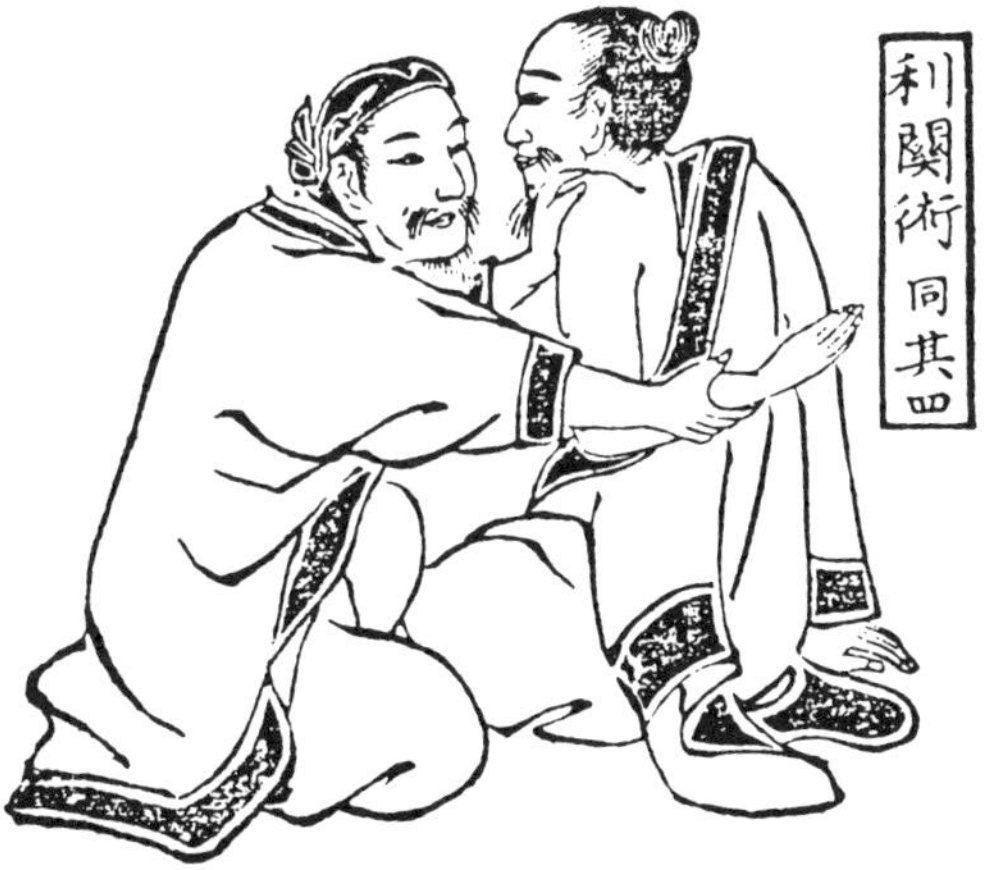

別《べつ》して此癇《かん》と疝《せん》の二病は、此手術を専用《せんよう》せされば終《つい》に十分の全快《ぜんくわい》を得《う》る事能《あた》はず。是をもつて特《こと》に是を論擧《ろんきよ》するなり。

（第七十七頁解説）

玉　堂

肋膜炎、喘息、嘔吐。

膻　中

肋間神經痛、食道狭窄、乳腺炎、氣管枝炎、小兒吐乳

幽　門

胃部膨滿、鼓腸、呑酸、嘔吐、肋膜神經痛、眼球充血氣管枝カタル、惡阻。右側は肝臓疾患に對し特效。

通　谷

頭痛、眩暈、衂血、腦充血腦溢血、腦貧血、上氣。

陰都（隂都）

肺氣腫、肋膜炎、喘息、腸雷鳴、黄疸。

石關

胃痙攣、吃逆、便秘、淋疾子宮充血、子宮痙攣。

强間

頭痛、眩暈、嘔吐、涎沫、神經衰弱、ヒステリー。

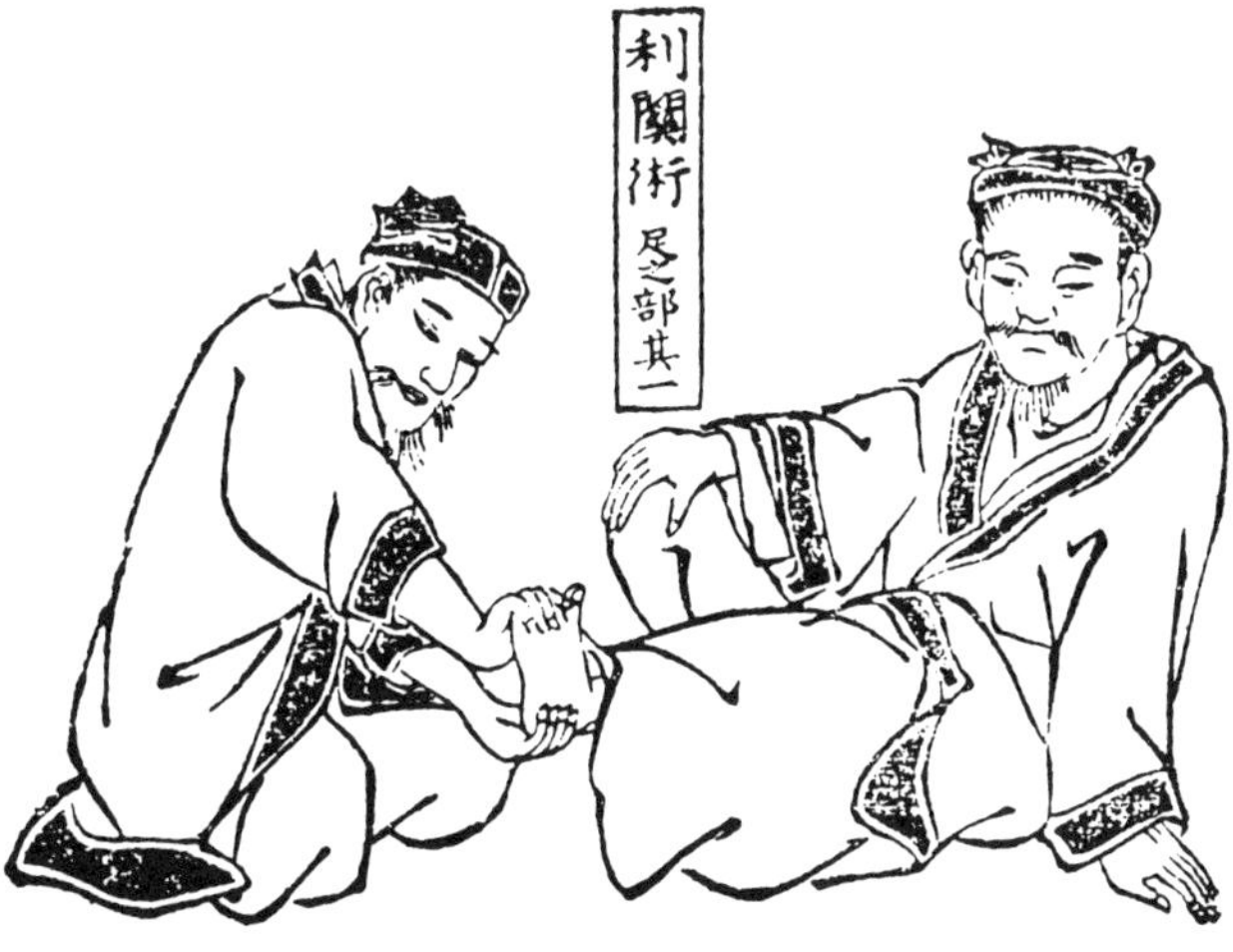

三十七

全身を引掻く體操

（國民新聞所載）

冷水摩擦よりも乾布摩擦よりも簡單な、頭でも腹でも、手のとゞく限り、體を爪でゴシゴシ引つかく新らしい健康増進法を、紀州白濱の陸軍療養所長山野軍醫少佐が傷痍軍人にやらせたところ効果百パーセント、メキメキと健康を回復するのに所長自身も吃驚。「山野式掻把健康法」と名づけて大いに奨勵することになつた。

病んでゐる病人は寝たまゝで

家法導引三術圖解

家《か》法《はふ》導《どう》引《いん》の術《じゆつ》に三あり

曰《いは》く解釋《かいしやく》なり

曰く利關《りくわん》なり

曰く調摩《てうま》なり

其解釋《かいしやく》とは、骨骸《はね》にても筋肉《きんにく》にても皮膚《かははだ》にても、其常《つね》を失《うしな》ふて屈曲《くつきよく》するか攣急《れんきふ》するかを解釋《かいしやく》、舒暢融和《のべやわらげ》しむるなり。其術は凝結《ぎやうけつ》又は屈曲《くつきよく》又は攣急《れんきふ》する所をしかと見認得《みとめえ》て、指頭《ゆびさき》にて圖の如く横《よこ》に彈《はじ》く事、婦女子《をんなこども》などの三弦《さみせん》を彈《ひ》くに、其線《いと》を指《ゆび》頭《さき》にかけて輕《かる》く彈《はじ》くが如くなすときは、攣筋頭肉手《れんきんくわんにくて》に隨《したが》ふて容易《ようい》に解釋《かいしやく》するものなり。此心得《こゝろえ》にて數人《すうにん》を療し試《こゝ》みれば自《じ》

三十八

揺けばよく、不眠症には効果覿面、船車に酔つた時、また酒に酔はぬ法として耳のあたりをやればたちまち氣分爽快となる……といふ、皆さん一つ實行してみて下さい。

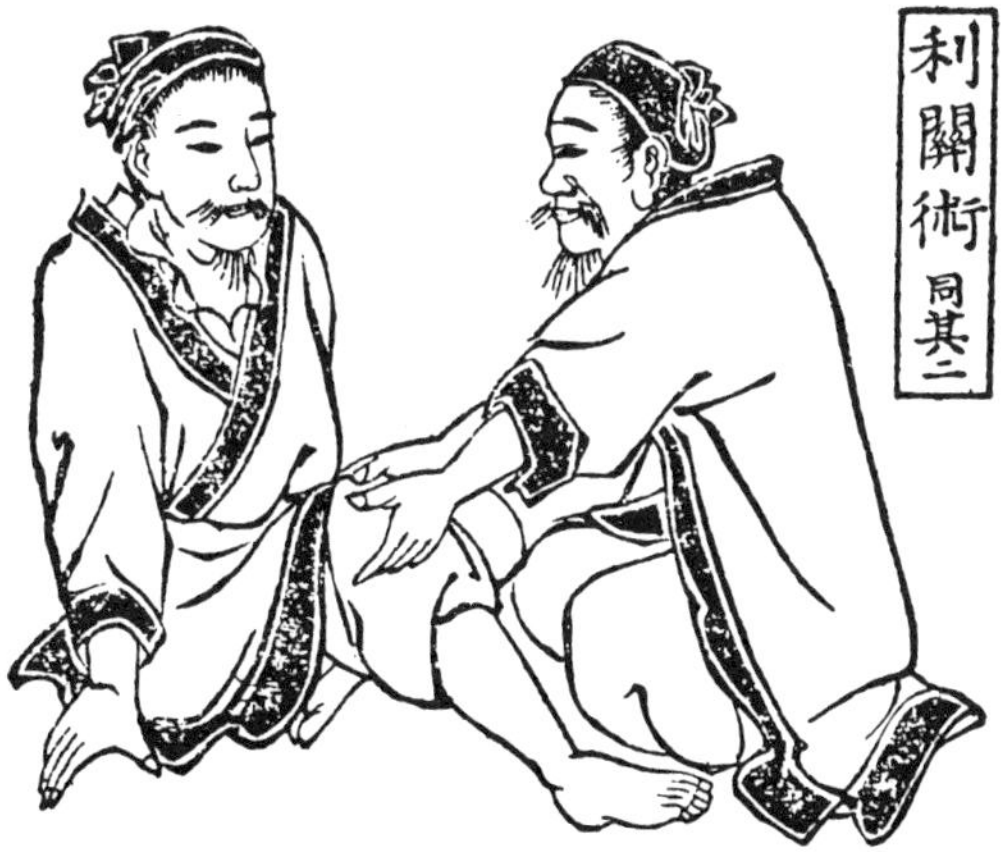

大椎

間歇熱、肺氣腫、衄血、嘔吐、黄疸、ヒステリー、小兒癇虫、頸項部痙攣。

百會

頭痛、眩暈、中風、腦貧血神經衰弱、癲癇、鼻塞。

後頂

腦充血、眩暈、偏頭痛、頸項部痙攣。

枕骨(腦戸)

腦充血、中耳炎、頭痛。

風池

間歇熱、頭痛、眩暈、衄血欠伸、涙液過多、眼球充血

心《しん》に領會《ゑとく》するものなり。

其利關《りくわん》とは、大小關節《くわんせつ》の機關《きくわん》を屈伸轉換《くつしんてんくわん》して敏捷快利《びんせうくわいり》せしむるの術なり。

其調摩《てうま》とは、解釋利關《かいしやくりくわん》の二術を行《おこな》ひし後《のち》に、其部位《ところ》を重《おも》からず輕《かる》からず、疾《はや》からず遲《おそ》からず、肉理《にくすぢ》に循《したが》ひて數回《いくたび》も調摩循《てうまじゆん》撫《ぶ》するなり。

諸《しよ》手術多くあれども、大略《おほよそ》此三條《ちやうす》に過ぎず。其手術療法二三圖《す》を左に出す。其餘《よ》は類《るい》を推《お》して考《かんが》ふべし。

視力欠乏、頸項部諸筋痙攣
咽喉カタル、半身不隨、中
風、神經衰弱、迷走神經痛
副神經痛、耳疾患、腦疾患
誘導。

風府（府後）

頭痛、頸項神經痛、咽喉カ
タル、衂血、癲狂症　中風
黃疸

瘂門（後髮際中央）

舌骨筋痲痺、重舌、咽喉炎
後頭痛、腦膜炎、衂血、脊
髓炎。

肩　髎

頸項部神經痙攣、上肢神經

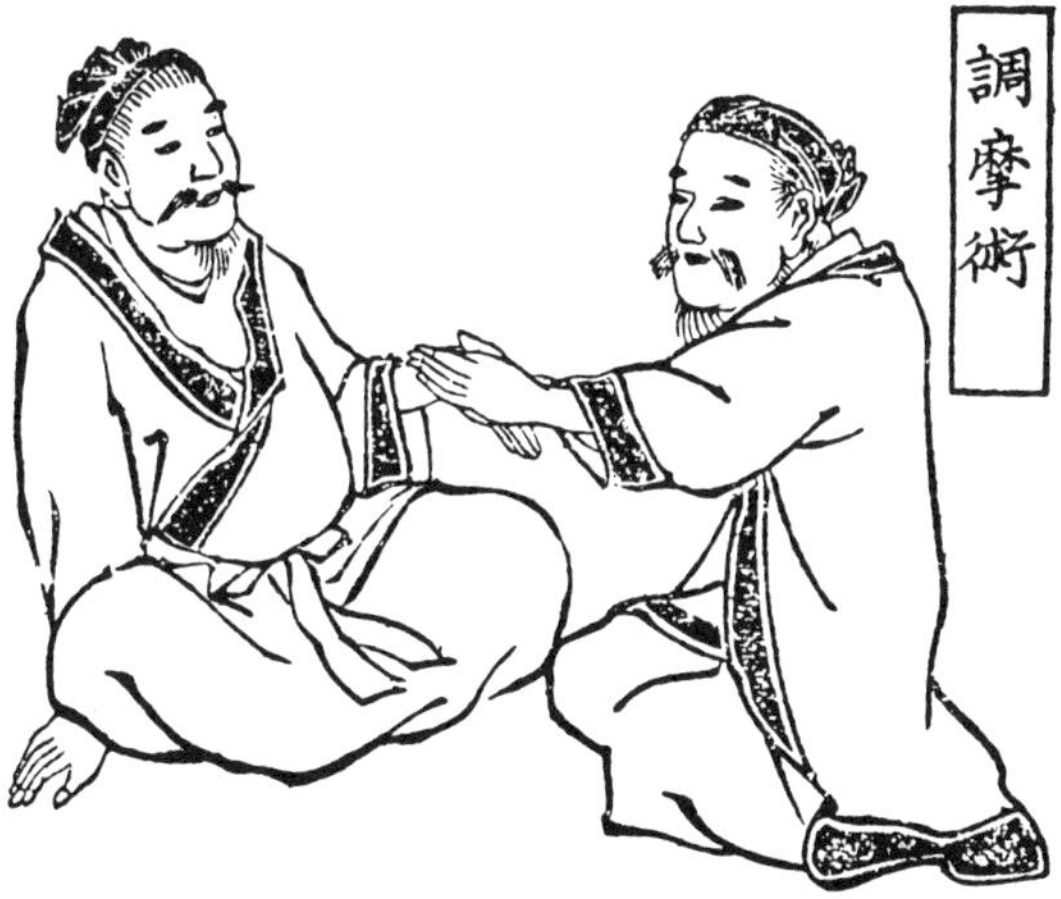

痙攣、肩の凝。

肩髃

半身不隨、中風、頭部肩胛部諸筋痙攣、上膊神經痛。

肩井

頸項部神經痛、前膊疼痛、衝心性脚氣、半身不隨、中風、神經衰弱、産後子宮出血、肺尖カタル、眩暈、腦充血、腦貧血。

臂臑

上膊神經痛、痙攣、頭痛、肩胛關節炎。

肘髎

上膊神經痛、肩膊部の關節

伏人療術圖解

圖《づ》の如く伏臥《ふくぐわ》せしめ、面《かほ》に括《くゝ》り枕《まくら》やうのものを當て、面《かほ》を右へなりとも左へなりとも病人の隨意《こゝろまかせ》にそむかしめ、醫者左側《ひだり》に坐《ざ》し、左の手の掌《ひら》は十四椎《つい》の邊《へん》に安住《あんじう》せしめ、右の手掌《てのひら》にて脊椎《せきつい》、二行通り、三行通りを、大椎邊《たいついへん》より十三四椎の邊まで六七遍《べん》徐々《ゆる〳〵》拊循《ぶじゆん》し、さて左右の指頭《ゆびさき》にて百會《ゑ》、後頂《こうてう》、枕骨《ちんこつ》風池《ふうち》、府後《ふご》、髮際《さいはつ》を熟《とく》と解釋し、肩胛骨《けんかうこつ》、肩髎《けんれう》、肩髃《けんぐう》、肩井《けんせい》等を解釋《かいしやく》し、病人の右の肩髃より臑臂《じゆひ》、肘腕《ちうわん》内外表裏《をもてうら》、手背《てのかう》手心《てのひら》、五指頭《しさき》まで徐々《おもむろ》に調摩《てうま》し、さて脊椎《せきつい》は大椎より一椎《つい》一椎《つい》に尾骶骨《びていこつ》まで細《こま》かに解釋し、又二行通《ぎやうどう》り三行通りの大筋《たいきん》を解釋し、腰臀《えうでん》の大肉《にく》大筋《きん》、環跳《くわんてう》、胞肓《はうかう》、秩邊《ちつぺん》を推壓《すいあつ》し、夫《それ》よリウマチス、肩胛部臂肘部の痲痺、恐怖症。

長強(尾髎骨の部)

慢性痔疾、腰神經痛、癲癇腸出血、膽汁下痢、遺尿症搐搦。

環　跳

半身不隨、中風、腰部大腿部膝部炎衝及び神經痙攣。

胞肓(膏)、

腸カタル、腸雷鳴、便秘尿閉、淋疾、睾丸炎、直腸筋痙攣、腰背部疼痛、婦人病

秩　邊

膀胱カタル、、腰椎神經痛、座骨神經痛、痔疾、婦人病

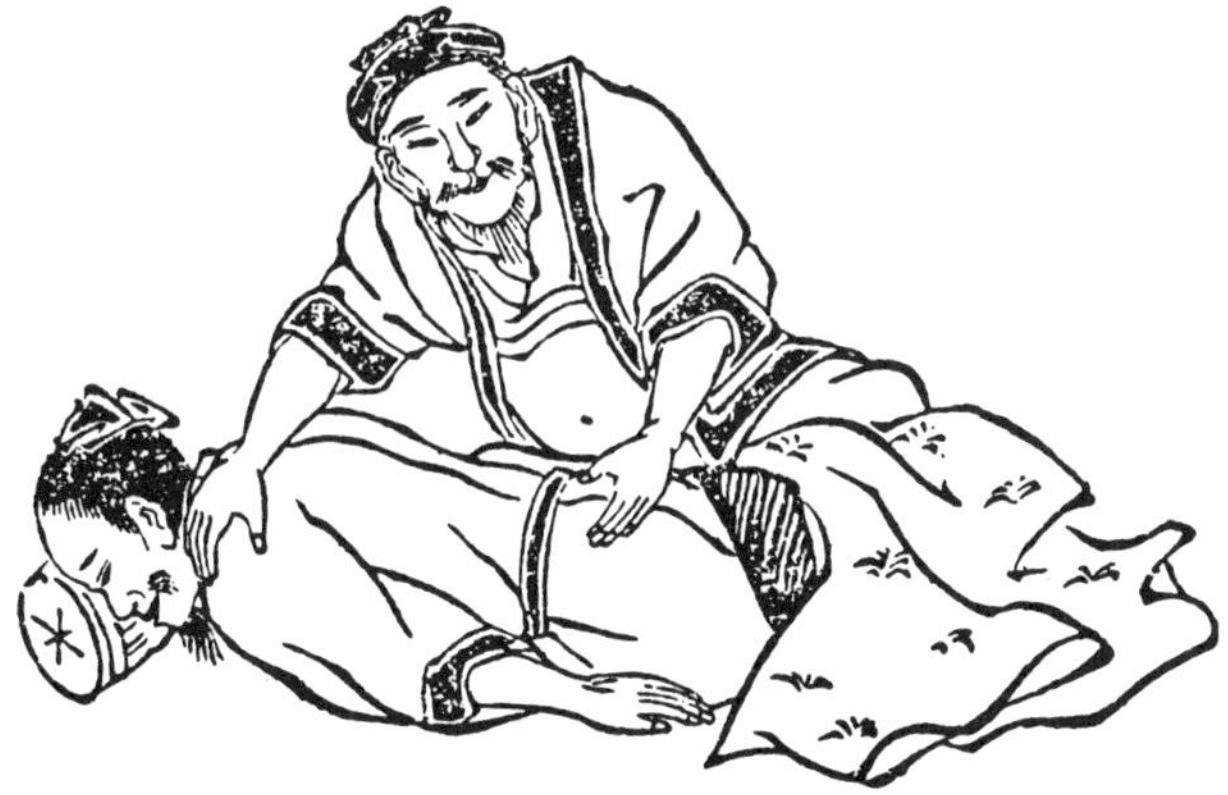

承扶

腰背神經痛及痙攣、痔疾、便秘尿閉、臀部焮衝、座骨神經痛。

委陽

腰背神經痛及痙攣、膝膕窩神經痛、腓腸筋痙攣、下腹部痙攣、癲癇。

中瀆

下肢の麻痺、痙攣、脚氣、中風の半身不隨。

伏兎

下肢痙攣及麻痺、下肢厥冷頭痛、脚氣、外股皮下神經痛、下肢の疲勞。

り承扶《せうふ》、委陽《ゐやう》、中瀆《ちうとく》、伏兎《ふくと》、風市《ふうし》、膝蓋《しつがい》の四旁《ぐるり》を解釋し、別して委中《ゐちう》、承山《せうさん》の凝結《こり》を解釋し、腓腸《ひちやう》を摩解し、輔骨《はこつ》、胻骨《こうこつ》脚面《きやくめん》、内踝《うちくるぶし》、外踝《そとくるぶし》、踵骨《きびす》の四旁《ぐるり》を解釋し、足心《あしのうら》を解釋し、湧《ゆう》泉《せん》、然谷《ねんこく》と推壓し、足趾《あしゆび》五指《し》ともによく摩解《まかい》し、さて又右手にて兩痞根《れうひこん》の穴《けつ》を推壓し、左の手掌《てのひら》にて環跳邊《くわんてうへん》より足趾《あしゆび》まで數遍調摩《すうへんてうま》し、亦左の手にて兩痞根《れうひこん》の穴を推壓し、右の手掌《てのひら》にて大椎《つい》邊より兩痞根邊《ひこんへん》まで徐々《そろく》と循拊《じゆんぷ》し、さて兩の拇指頭《ぼしさき》にて兩痞根の穴を良久《やゝひさ》しく推壓《すいあつ》して、心靜《こゝろしづ》かに手を引くべし。扨仰臥《さてぎやうぐわ》せしめ次の手術を施《ほどこ》すべし。

委中

下腹膨脹、膝關節炎、中風座骨神經痛。

承山

局發痙攣、吐瀉、便秘、痲痺、脚氣、小兒搐搦。

飛陽（腓腸）

痔疾、關節リウマチス、脚氣、眩暈、癲癇。

湧泉

嘶嗄失聲、咳嗽、心臟炎、心悸亢進、眩暈、子宮下垂

然谷

盗汗、膀胱カタル、遺尿、月經不順、子宮充血、子宮脱出。

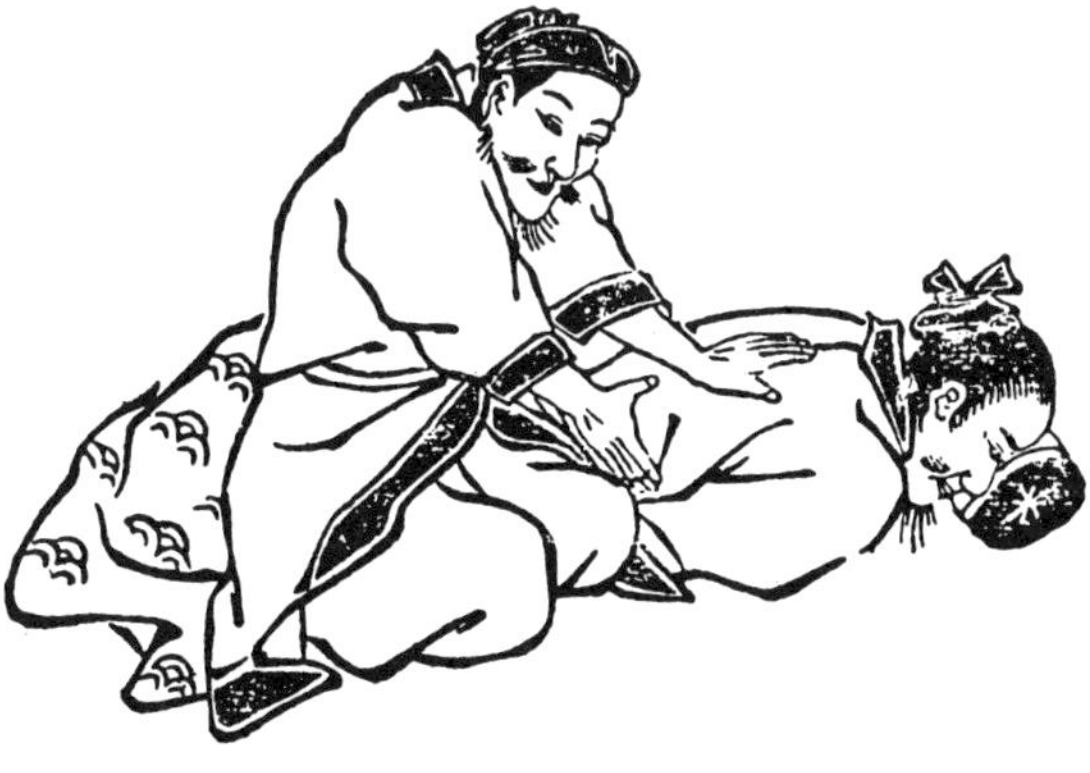

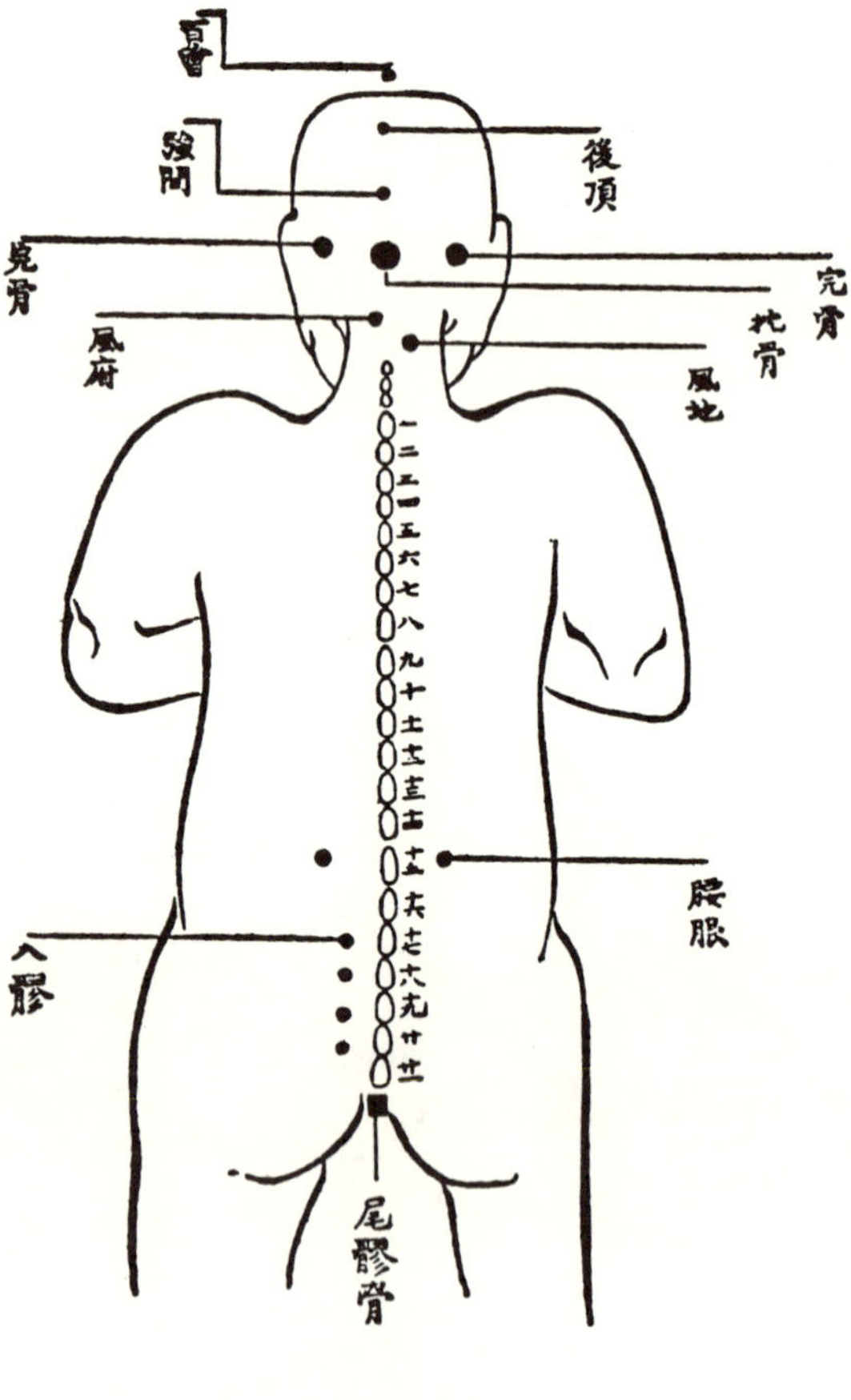
百會
強間
後頂
完骨
完骨
枕骨
風府
風池
一
二
三
四
五
六
七
八
九
十
十一
十二
十三
十四
十五
十六
十七
十八
十九
廿
廿一
腰眼
八髎
尾髎骨

四十六

顴骨（顴髎）
顔面神経麻痺及痙攣、上歯神経痛。

鼻梁（尖端ニ素髎）
鼻瘡、涙液過多、鼻孔閉塞

人中（水溝）
糖尿病、水腫、癲癇、脳充血、口眼諸筋の収縮痙攣。

口吻（地倉）
顔面神経痛麻痺、口眼関係諸筋痙攣、言語不能。

承　満
咳嗽、嚥下困難、胃病、鼓腸、腹部冷却、下痢、腸雷鳴、黄疸、上腹部筋強直。

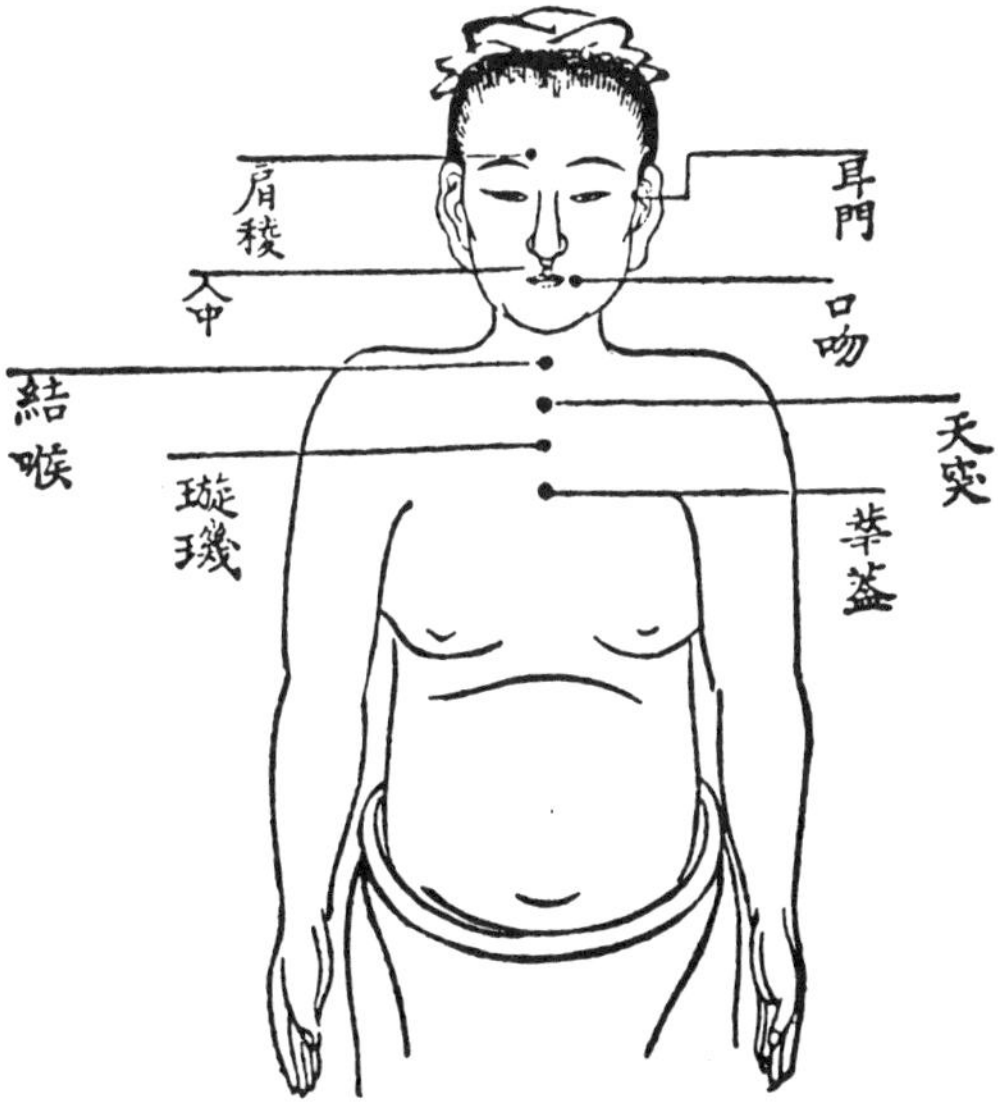

結喉（廉泉）

氣管支カタル、喘息、咽喉カタル、扁桃腺炎、急性舌骨麻痺、言語不能、嘔吐。

天　突

顔面充血、喘息、聲門筋痙攣、咽喉カタル、扁桃腺炎急性舌骨麻痺、言語不能、嘔吐。

璇　璣

肺充血、扁桃腺炎、喘息、食道狹窄、胃痙攣。

華　蓋

喘息、氣管支カタル、肺充血、扁桃腺炎、咽喉カタル

仰人療術圖解

圖《つ》の如く仰臥《ぎやうぐわ》せしめ、醫《ゐ》者《しや》病人《べうにん》の面《かほ》に向ひ坐《ざ》し、百會《ゑ》より前《ぜん》頂《てう》、前髪際《まへがみぎわ》、兩太陽《れうたいやう》、耳門《じもん》、眉稜《びれう》、眼旁《がんぼう》、兩觀骨《れうくわんこつ》、鼻梁《びれう》、人《じん》中《ちう》、口吻《かうふん》、承滿《せうまん》、項頸《こうけい》、結喉《けつかう》、兩肩胛《けんこう》、臑臂《じゆひ》、肘腕《ちうわん》、手背《てのかう》、手掌《てのひら》、五指《てゆび》、爪甲內外《つめのうちそと》共に細《こま》かに解釋《かいしやく》し、扱肩髃《けんぐう》より五指頭《ゆびさき》まで數次《すうじ》調摩《てうま》し、亦腰骨《こしぼね》より外股風市《そともゝのふうし》、伏兎《ふくと》等の邊《へん》を解釋《かいしやく》し膝蓋四旁《しつがいのまはり》、內脛外脛《ふくらはぎうちそと》、內外踝《くるぶし》、足踵《きびす》、足背《あしのこう》、足心五指《あしのうらゆび》悉《ことごと》く解釋し、さて腰部《こし》より足趾《あしのゆび》まで數次撫摩《いくたびもぶま》循下《じゆんげ》して、扱次《つぎ》の按腹《あんぷく》術《じゆつ》にかゝるべし。

幽門筋痙攣。

健　里

水腫、嘔吐、消化不良、横隔膜痙攣。

衝門（章門）

腸雷鳴、消化不良、胸腹筋痙攣、慢性腹膜炎、喘息、嘔吐、寄生蟲、腰椎神經痛、背脊神經痙攣、腹膜炎、黄疸。

缺　盆

喘息、胸膜炎、扁桃腺炎、瘰癧、頸部肩胛部の諸筋攣衝及神經痛、上肢の麻痺痙攣、膊神經痛。

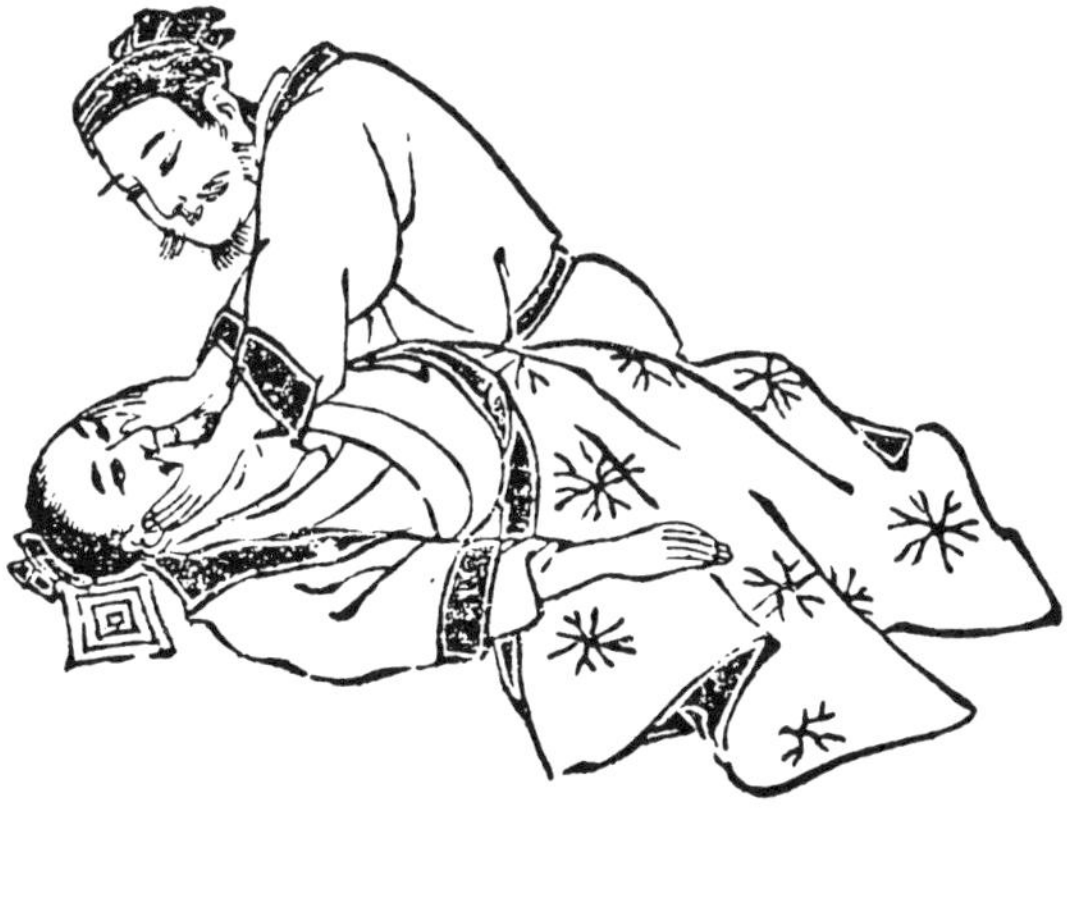

完骨

顔面浮腫、舌下神經痲痺、齒齦炎、中風、齒神經痛。

腰眼

肺結核、氣管支炎、羸痩、虚弱、腰神經痛、睪丸炎、

八髎（上次中下左右）

便秘、尿閉、腰椎神經痛、座骨神經痛、膝蓋部厥冷、子宮内膜炎、不妊症、月經不順、睪丸炎、副睪丸炎、其他骨盤内臓器疾患。

風市

半身不隨、膝部神經痛及痲痺、脚氣。

側人療術圖解

伏臥《ふくぐわ》せしむるときは隨意《いのまゝ》に手術施《ほどこ》さるゝといへども、病人《びやうにん》伏臥を好《この》まざるか又其時《そのとき》宜《き》によりて伏臥なさしめがたき時は側《そく》臥《ぐわ》せしむべし。その術は伏人《ふくじん》の手術と同じ事あれども少しの異同《ゐどう》あり。まづ圖《づ》の如く側臥《そくぐわ》せしめ、醫《ゐ》者《しや》左《ひだり》側に坐《ざ》し、左手《ひだりて》をひろげて兩痞根《れつひこん》にあて、右手《みぎて》にて大椎邊《ついへん》より痞根《ひこん》まで數次《いくたびも》摩下《まか》して、扨兩手《れつて》の指頭《ゆびさき》にて病人の百會《え》、後頂《こうちやう》、枕骨《ちんこつ》、完骨《くわんこつ》頭頸《とつけい》を解釋し、扨左の肩胛《かたさき》より臑臂《じゆひ》、肘腕《ちうわん》、手背《てのこう》、手心《てのひら》、五指頭《ゆびさき》悉く解釋し、さて肩髃《けんぐう》より五指頭《ゆびさき》まで調摩《てうま》し、また大椎《つい》より毎椎《まいつい》、尾骶骨《びていこつ》まで、亦二行通《ぎやうどう》り三行通りの大筋《きん》を數次《すうじ》解釋調摩し、腰眼《えうがん》、環跳《くわんてう》、八髎《れう》の穴《けつ》を推壓《すいあつ》し、髀樞《ひすう》より外股《ぐわいこ》、

痞根（痞魂）

第一腰推の下兩側、相距ること三寸半陷中。終末肋骨下際。

不食。食慾不進。胃痙攣、胃擴張、腸カタル、腸疝痛腰神經痛、咳逆。

右側は肝臟の疾病一般

左側は胃腸の疾病一般

何病によらず、その輕重に拘らず痞根の手當を重んずべし。

日常この痞根に抑壓（五分ー十分）を行へば胃腸和し身體壯健なり。又重き病者もこの痞根の手當てにて生氣を回復し自癒の道拓くものなり。

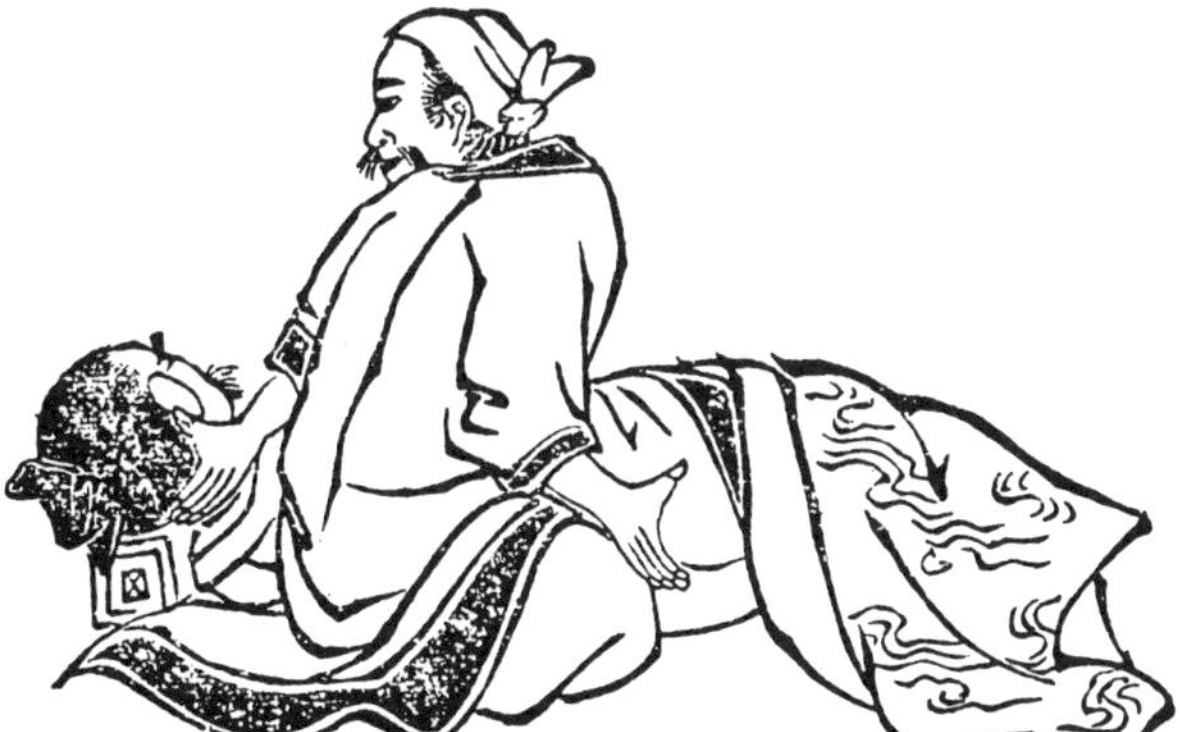

五十一

二行通三行通

背の中央――督脈（兩股の間より背裏に沿ひて腦に入り頭より額、鼻柱に至る）

二行通
（中央より左右一寸）

二行通
（中央より左右二寸五分）

足の太陽膀胱經に屬す。

（一寸とは、その人の中指の第一關節と第二關節との間の長さ、故に人によつて長短あり。兩乳の間を九寸五分とす）

伏兎《ふくと》、風市《ふうし》、膝蓋骨《しつがいこつ》、内外脛《ないがいけい》の大筋、委中《ゐちう》、承山《せうさん》を推壓《おし》、内《うち》外踝《そとくるぶし》、跟骨《きびす》、足の趾《ゆび》五指頭《ゆびさき》悉く解釋し、足心《あしのうら》の湧泉《ゆうせん》、然谷《ねんこく》を推壓《おし》、さて髀樞《ひすう》より足趾頭《あしゆびさき》まで數次《すうじ》調摩し、扨左手指を兩痞根に承抵《せうてい》し、右手掌《てのひら》にて肩背《けんぱい》より兩痞根まで數次調摩《てうま》し、兩拇指頭《おやゆびのさき》にて兩痞根の穴《けつ》を良久《やゝひさ》しく推壓《おし》て徐々《おもむろ》に手をひらき、扨仰臥《ぎやうぐわ》せしめつゝ按腹《あんぷく》の術《じゆつ》にかゝるべし。

初學《しよがく》の人此書《しよ》に擧《あぐ》る處の次第《しだい》に循《した》がひ、慣習《ならひ》熟練《おぼへて》歳月《つきひ》を積なば、起死回生《きしくわいせい》の妙境《めうけふ》に到《いた》るべし。然れども人は活物《かつぶつ》にして療治は活技《かつぎ》なれば、一方に拘泥《こうでい》すべからず。唯《たゞ》臨機《りんき》應變《おうへん》を尙《たつと》むなり。既に自得《じとく》の上にて此次序に拘《こだは》るべきにあらざるなり。

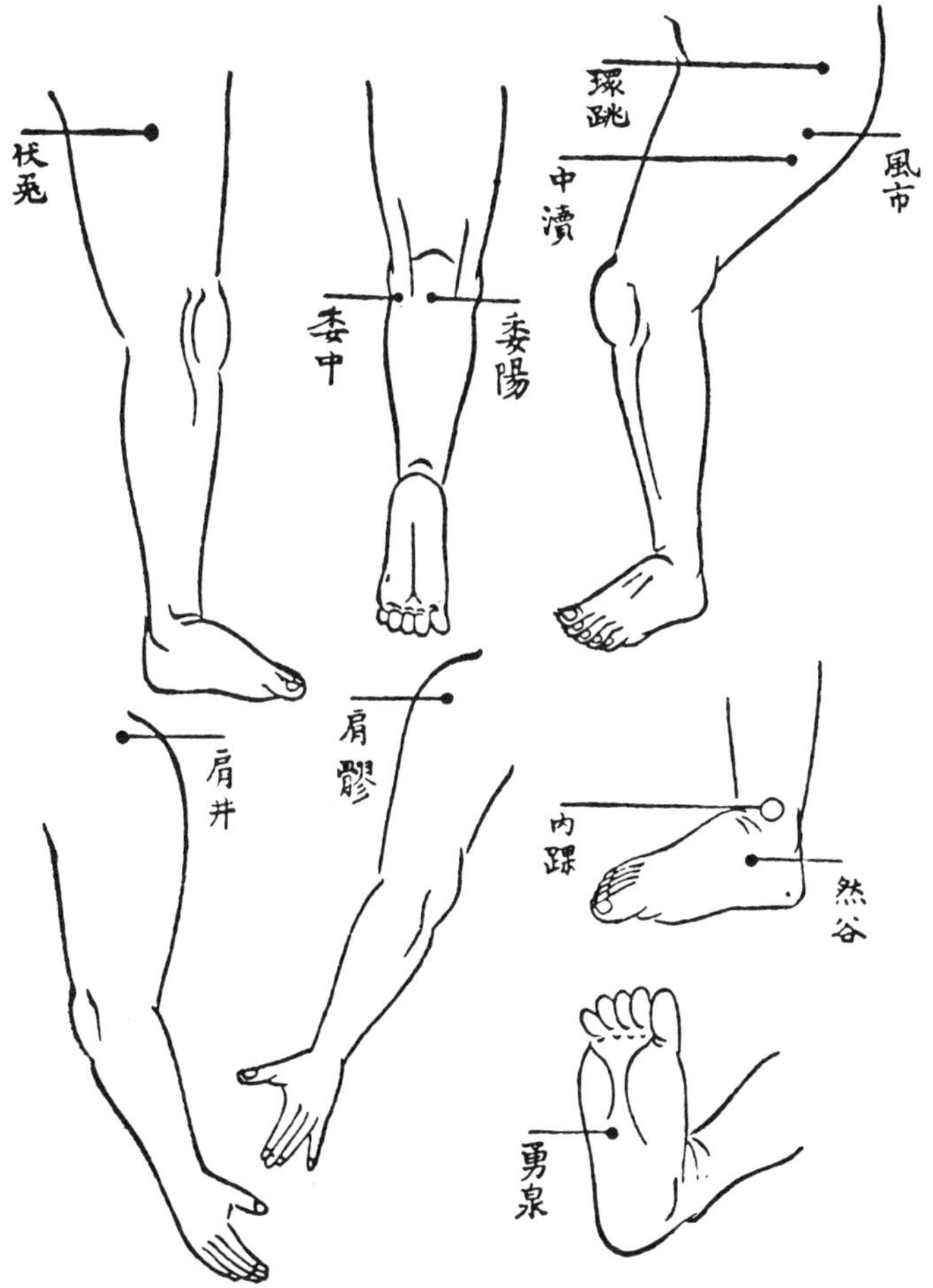

伏兎
委中
委陽
環跳
中瀆
風市
肩井
肩髎
内踝
然谷
勇泉

前頂

腦充血、腦貧血、顔面充血水腫、小兒搐搦。

神庭（前髮際中央）

前頭神經痛、眩暈、鼻カタル、涙腺カタル、嘔吐。

太陽（瞳子髎）

角膜翳、網膜炎、眼球充血流涙症、結膜炎、角膜實質炎。

耳門

耳鳴、耳聾、外聴道炎、上齒神經痛、牙關緊急。

眉稜（竹欑）

角膜翳、夜盲症、視力缺乏涙液過多、眩暈、前額神經痛。

家法按腹十三術圖解

第一術　分排
第二術　分肋
第三術　鈎腸
第四術　降氣
第五術　櫓盪
第六術　鎮悸
第七術　調胃

第八術　達神
第九術　參差
第十術　昇降
第十一術　利水
第十二術　收斂
第十三術　安神

第一術　分排

胸膈を分け排くなり

圖《づ》の如く病人を仰臥《ぎやうぐわ》せしめ、醫《ゐ》者《しや》其《その》左側《ひだり》に坐し、左の膝頭《ひざがしら》にて病人の髀《ひ》樞《すう》を抵承《ていせう》し、病人の體に動搖《どうえう》なからしめ、扨左手掌《てのひら》にて臍《さい》上《ぜう》輕《かる》く推壓《すいあつ》し、右の手掌《てのひら》にて胸膈《きやうかく》上より心下《しんげ》まで、肋骨《ろくこつ》を一肋《ろく》づつ左右に分排《ぶんぱい》摩擦《まさつ》撫循《ぶじゆん》すること徐々として二三十遍《べん》ばかりすべし。

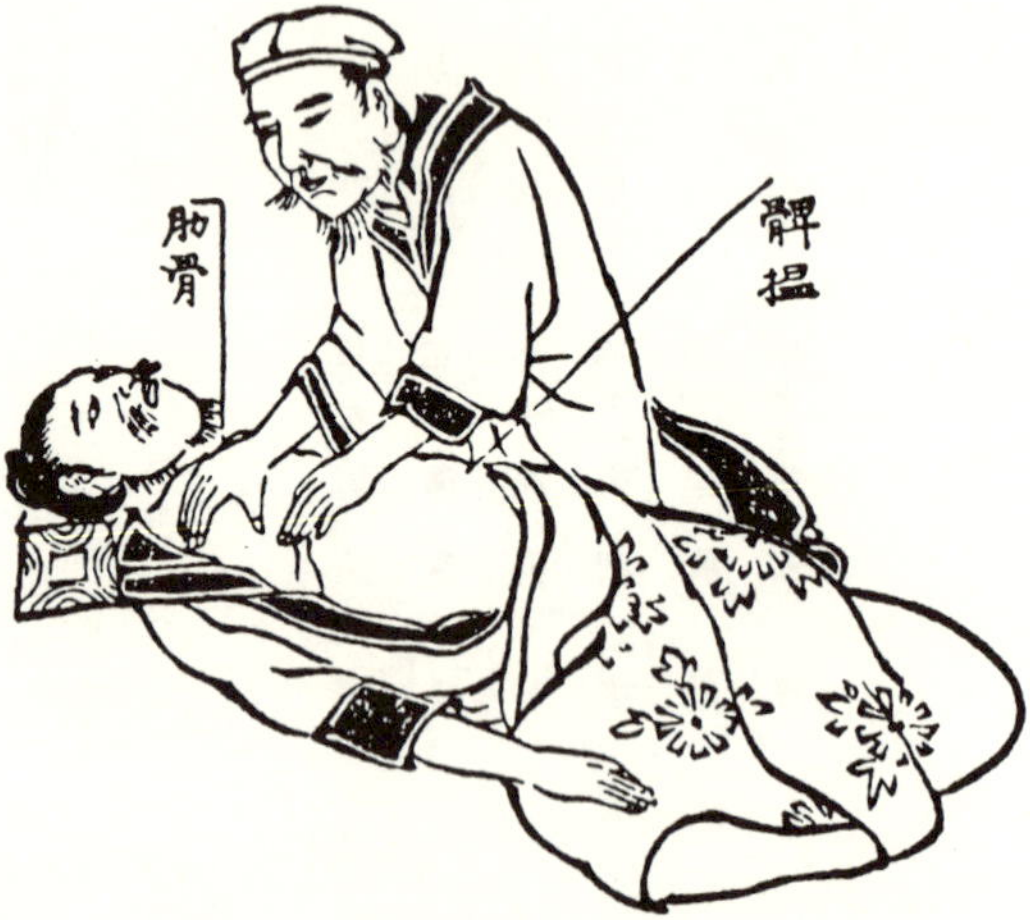

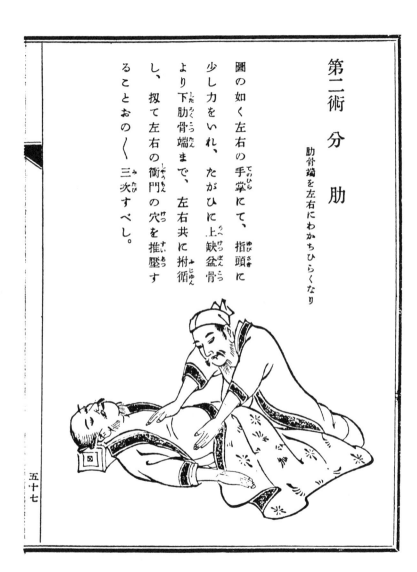

第二術　分肋

肋骨端を左右にわかちひらくなり

圖の如く左右の手掌《てのひら》にて、指頭《ゆびさき》に少し力をいれ、たがひに上《うへ》缺盆骨《けつぼんこつ》より下《した》肋骨端《ろくこつたん》まで、左右共に拊循《ふじゆん》し、扨て左右の衝門《しやうもん》の穴《けつ》を推壓《すいあつ》することおの〳〵三《み》次《たび》すべし。

第三術　鈎　腸

是沈滞せる諸腸腹底の大筋を鈎引する術なり

圖の如く右手の無《む》名《めい》指《し》中《ちう》指《し》食《しよく》指《し》の三指《ゆび》頭《さき》にて巨《こ》闕《けつ》、上脘《くわん》、中脘《くわん》の穴を推《すい》壓《あつ》し、左手の四指頭《さき》に力を入れ、右側《よこ》腹《はら》の大筋《きん》を良《やゝ》久《ひさ》しく提《ひき》起《おこ》し、扨左手指は其《その》儘《まゝ》におき、右手拇《おや》指《ゆび》頭《さき》に力をいれ、左腹《よこ》側《はら》の大筋《きん》を拘《かゝへ》引《ひき》すること左手の如くすべし

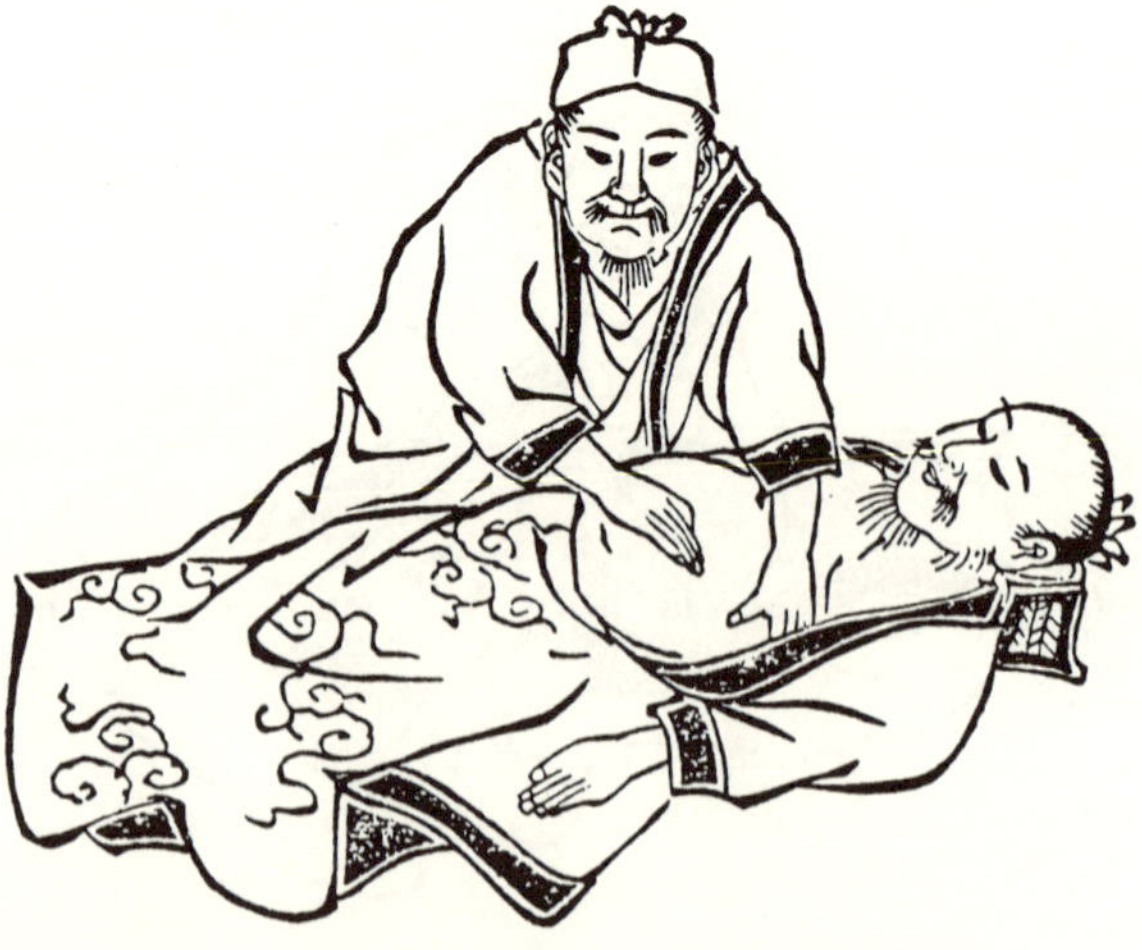

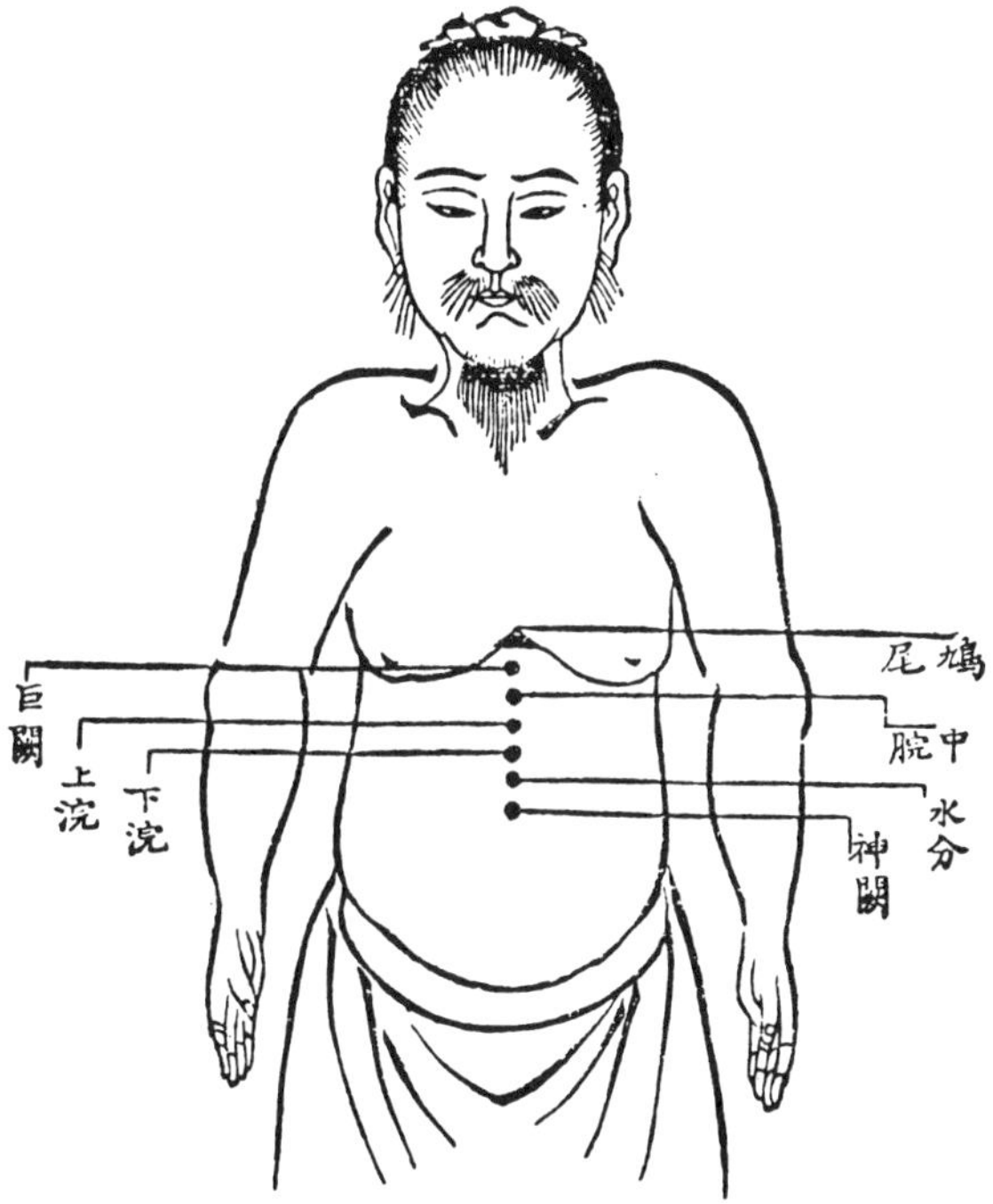
鳩尾
巨闕
中脘
上浣
下浣
水分
神闕

第四術　降氣

動脈大幹の術道を推降の術なり

圖の如く左手の拇指《おやゆび》と食指《ひとさしゆび》とにて、左右の天樞《てんすう》の穴《けつ》を壓《お》し、右手の拇指と食指とにて、不容《ふよう》、承滿《せうまん》、梁門《れうもん》、關門《くわんもん》、大乙《たいいつ》、滑肉門《くわつにくもん》と、呼吸《こきう》に循《したが》ひて天樞《てんすう》まで推下《すいげ》すること數次すべし。

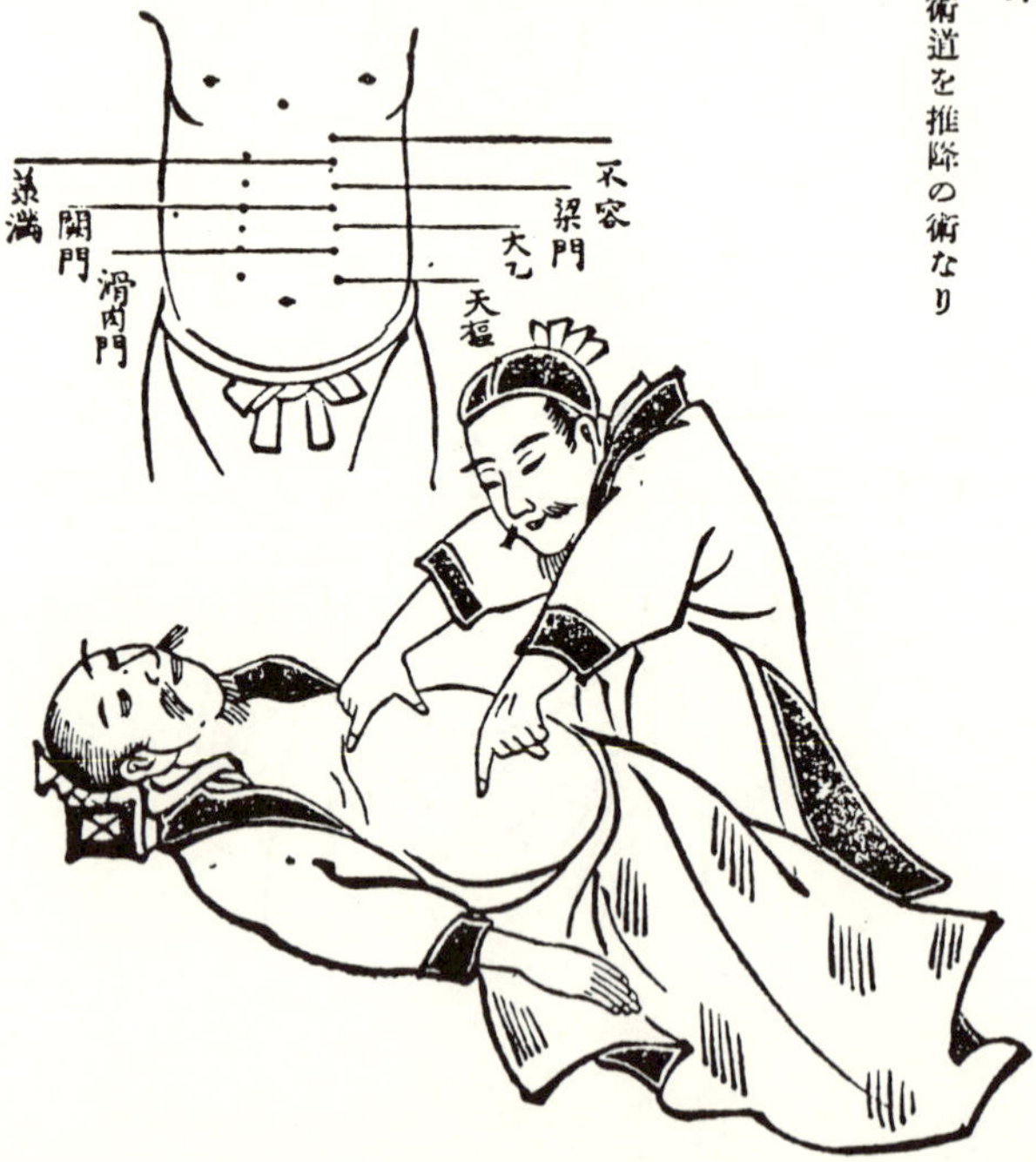

第五術 櫓盪

是は腹筋を動搖すること舟人の揖を取る如きに形容するなり

圖の如く腹側《よこはら》の大筋《きん》に兩手を擴《ひろ》げ指頭《ゆびさき》は右腹側《よこはら》にかけ、兩《れう》拇《おや》指《ゆび》頭《さき》は左腹側《よこはら》にかけ、兩手均齊《ひとし》く動搖《どうえう》せしむること恰《あた》かも舟人《ふなびと》の揖《かぢ》をとるが如くすべし。

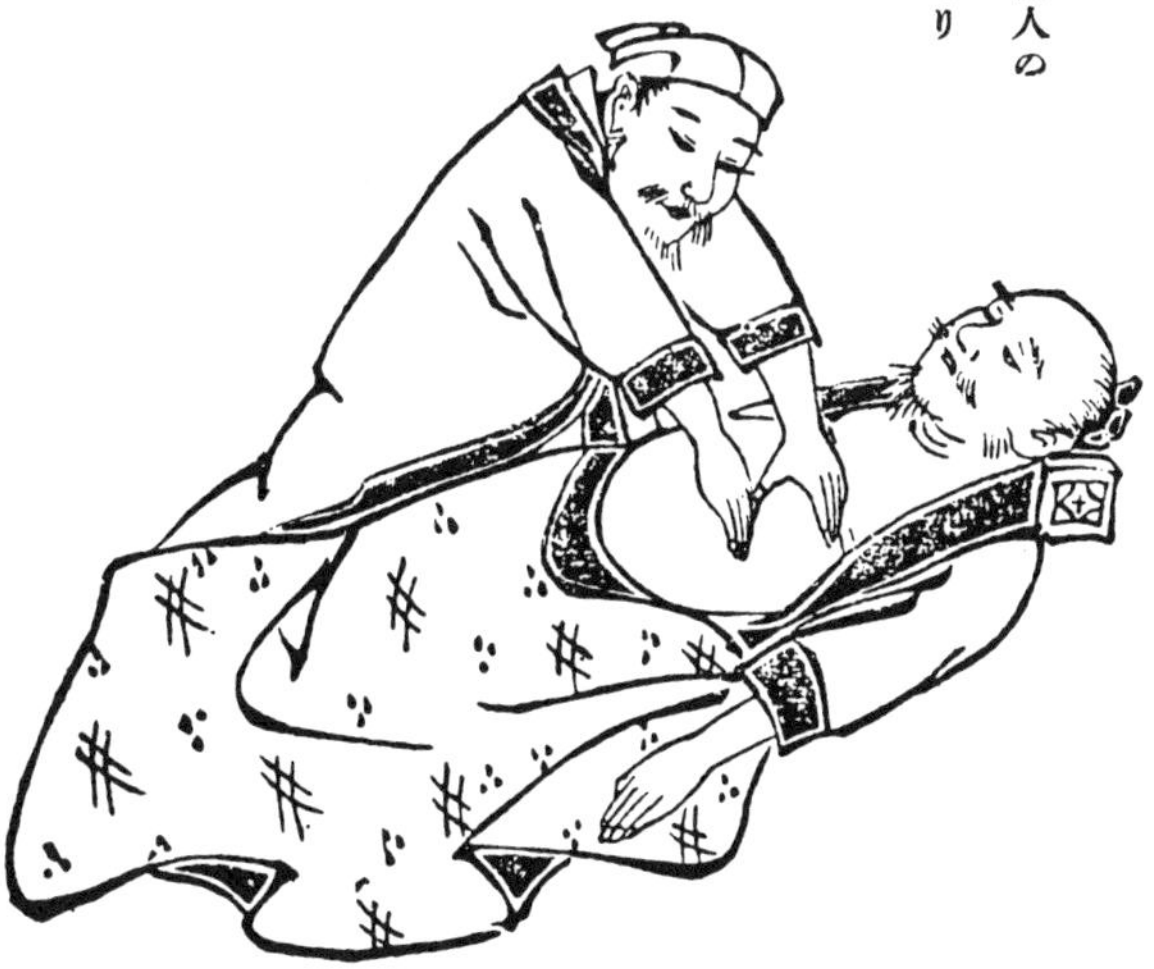

第六術　鎮悸

是は任脈筋の動悸を鎮壓する術なり

圖の如く左手掌《てのひら》を臍上《へそのうへ》に伏せ左拇指頭《おやゆびさき》も伏《ふ》せて水分《すいぶん》の穴《けつ》を推壓《すいあつ》し、右手掌《てのひら》を胸上《むねのうへ》に伏《ふ》せて、右の拇指頭《おやゆびさき》を伏《ふ》せて上脘《くわん》中脘《くわん》、建里《けんり》、下脘《くわん》と呼吸《こきう》に應《おう》じて水分《すいぶん》まで數次《すうじ》拊下《なでおろ》すべし

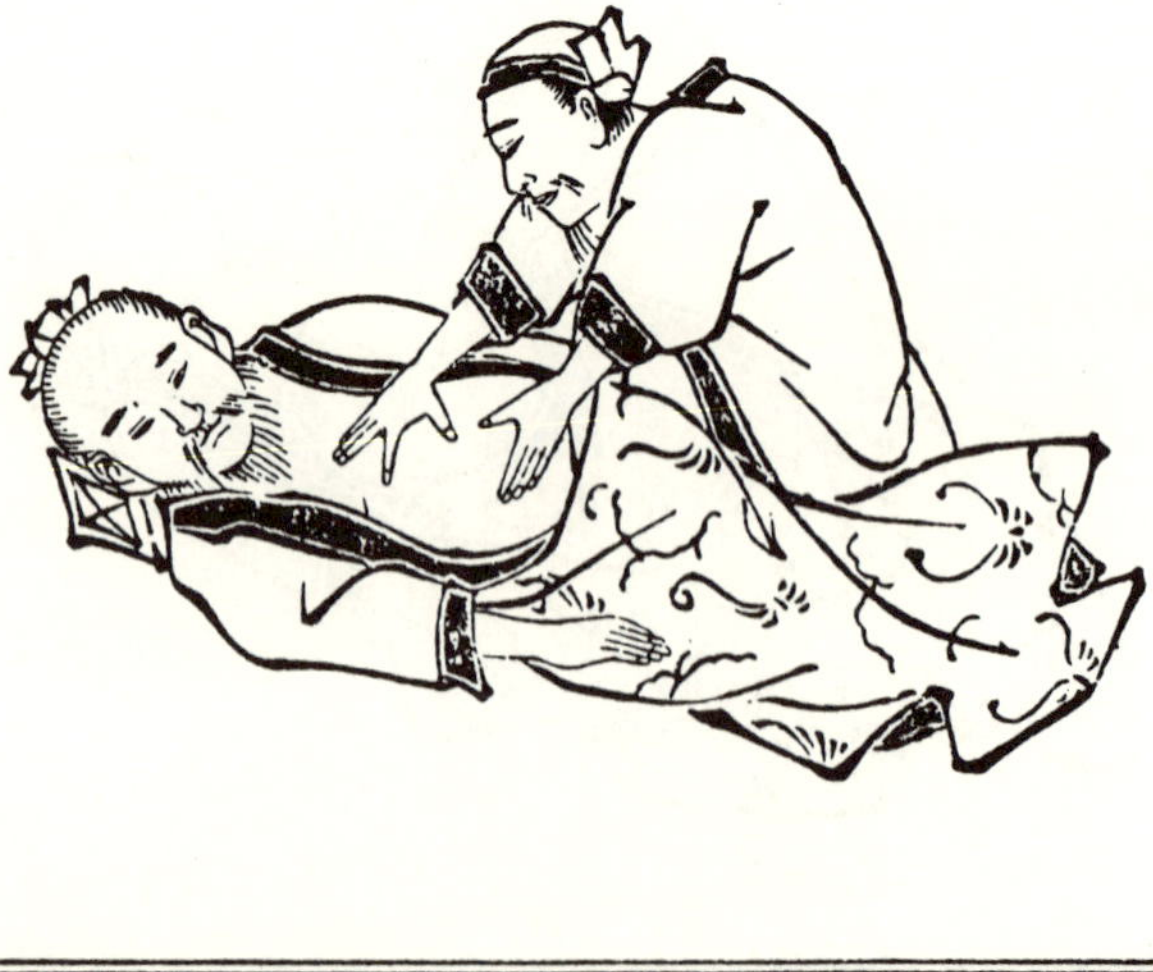

第七術　調胃

胃の府の歪斜せるを
整して膓胃を調和す

圖の如く右手掌《てのひら》にすこし力を入れて心下《しんげ》、胃《ゐ》の府《ふ》の上を良《やゝ》久《ひさ》しく推鎭《お》し、又左手掌《てのひら》にても右掌《て》のごとくすべし。鈎膓《こうちやう》と調胃《てうゐ》は按腹緊要《あんぷくきんえう》の手術、隨《ずい》分心《ぶんこゝろ》を用《もち》ひて丁寧《ていねい》に施すべし

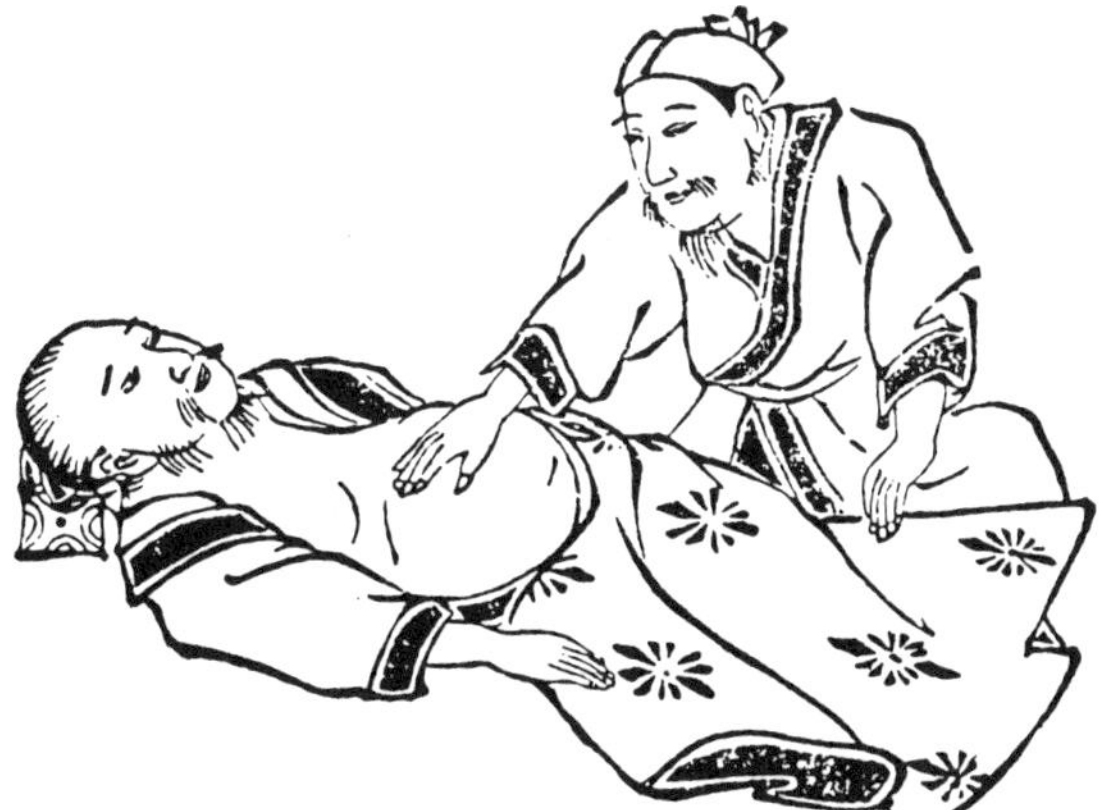

第八術 達神

頭脳より流下する神經の脊膂に凝滯するを發達せしむるなり

圖の如く醫《ゐ》身《み》を起《おこ》し病人の面《おもて》に向《むか》ひ、兩手を脊膂《せなか》へまはし、肩《かた》胛骨《ほね》より脊椎《せきつい》六、七、八、九、十、十一、十二、十三、十四椎《つい》と其兩旁《れうはう》の二行通《ぎやうどほ》り三行通りの大筋凝結攣急《きんぎやうけつれんきう》等を手のをよぶほど解釋すべし。また身《み》を起《おこ》し病人の足の方《はう》に向ひ、同じく右左指《れうてのゆび》頭《さき》にて十椎邊《へん》より痞根《ひこん》、腰眼《えうがん》、環跳《くわんてう》、八髎《れう》、二行通り三行通りをよび腰臀《えうでん》の大肉《にく》大筋《きん》、手の及《およ》ぶ程《ほど》解釋すべし。

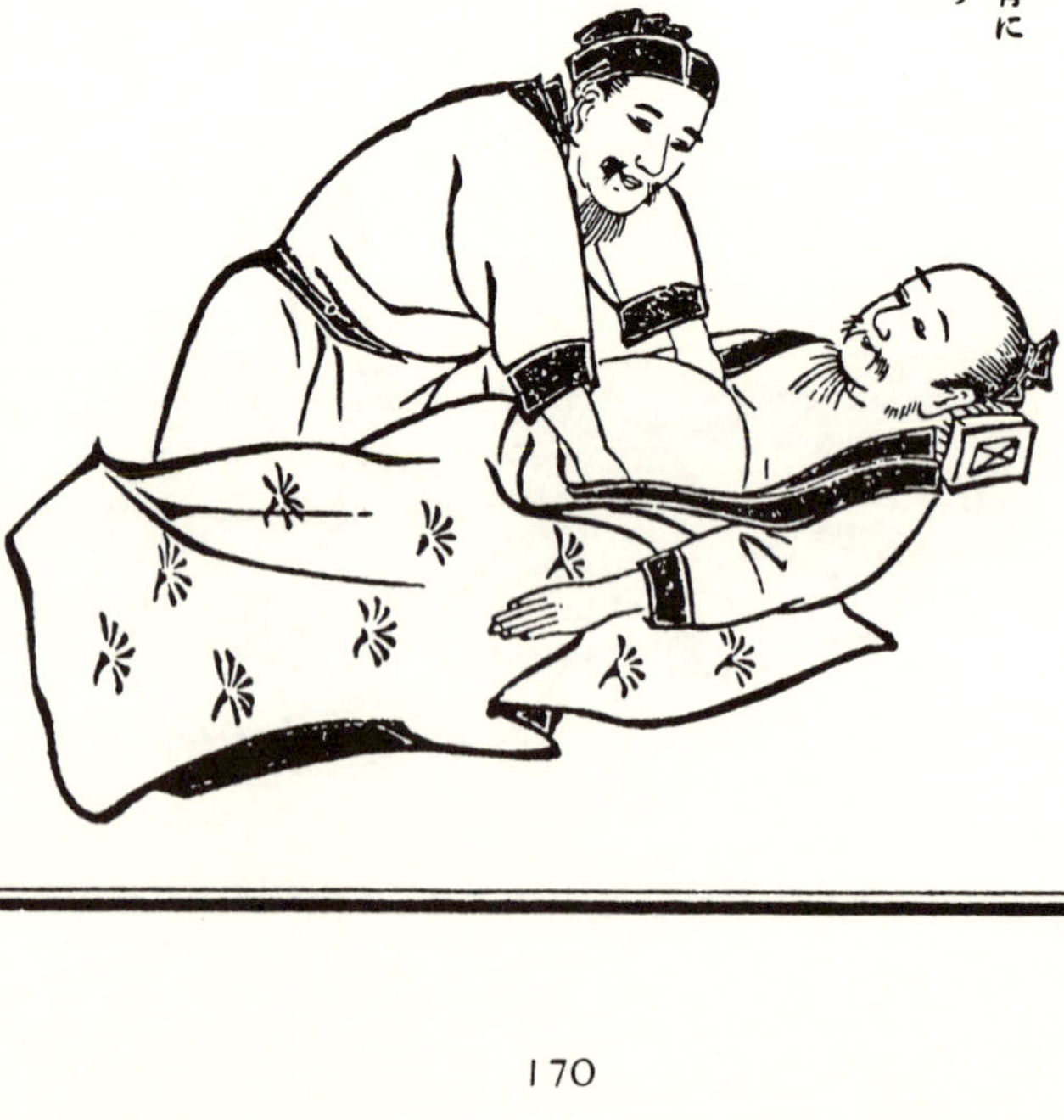

第九術　參差

腹肚を安排し手を動揺
すること參差たるなり

圖の如く初《はじめ》の如く坐《さ》し、左右の指《ゆび》を十分《じふぶん》擴《ひろ》げ伸《のば》し、八指頭《しさき》は右《みぎ》腹《はら》にかけ、兩《りやう》拇指《おやゆび》頭《さき》は左腹側《はら》にかけ、相《あひ》たがひに斜《なゝめ》に動《どう》搖《えう》せしむるなり。

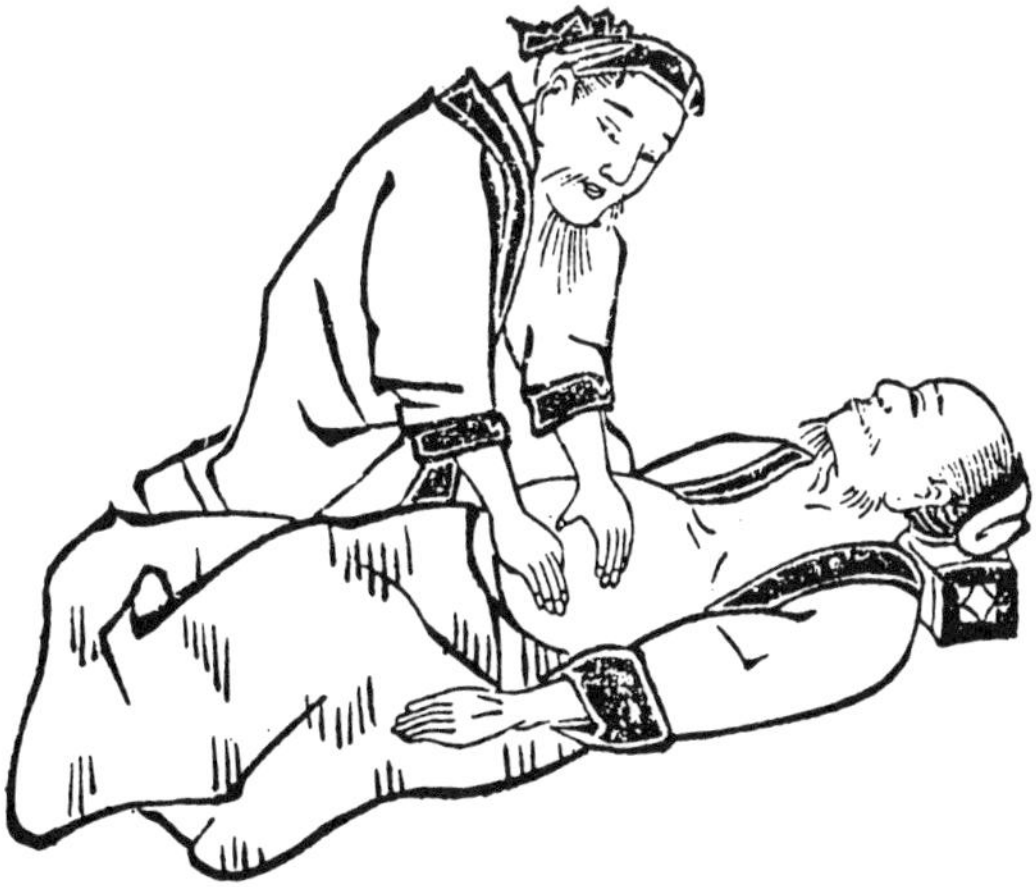

第十術　昇降

一動錚、二脈幹を一昇降調和せしむるなり

圖の如く醫《ゐ》者《しゃ》身《み》を起《おこ》し、病人の首《かしら》に向《むか》ひ、左右の手掌《てのひら》を竝《なら》べて、上《うへ》缺《けっ》盆《ぼん》骨《こつ》端《たん》より下《しも》幽《ゆう》門《もん》まで、兩《れう》手掌《てのひら》にて、重《おも》からず輕《かる》からず、劇《はげ》しからず、慢《ゆる》からず、一昇一降する事數《すう》次《じ》すべし。

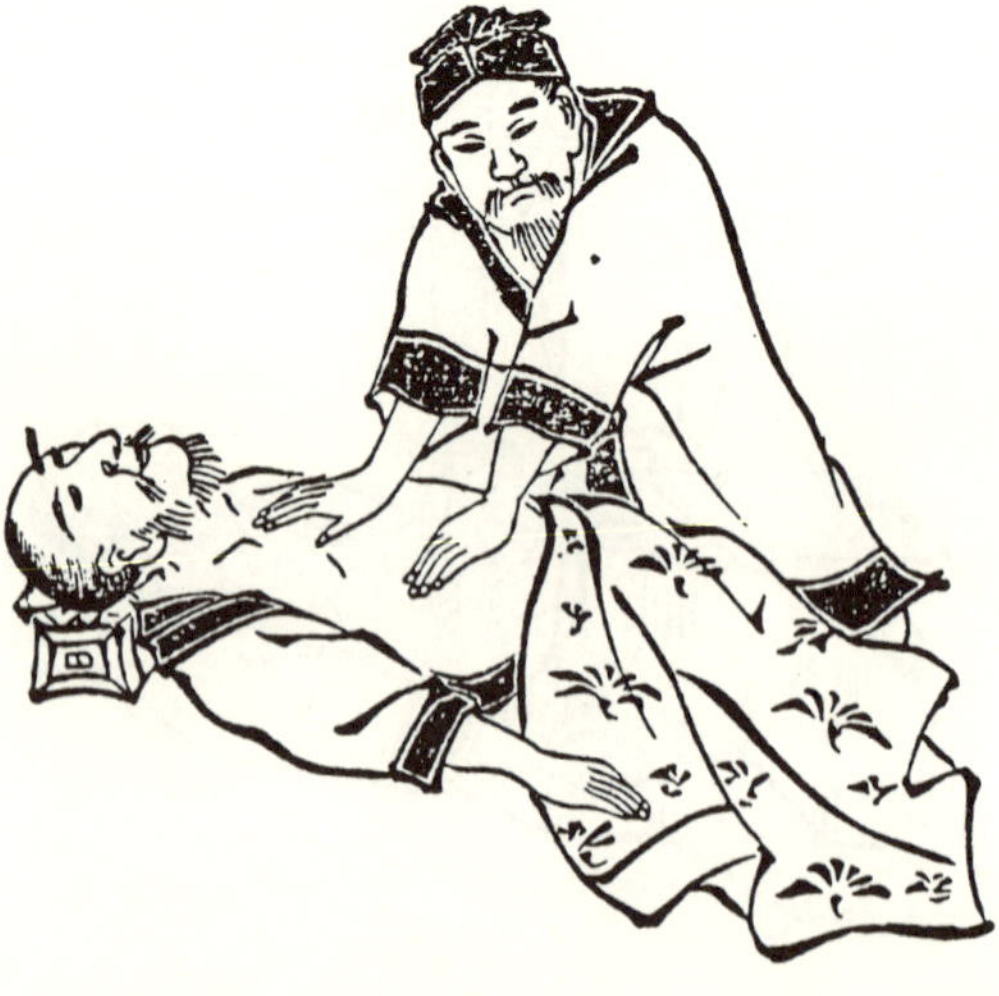

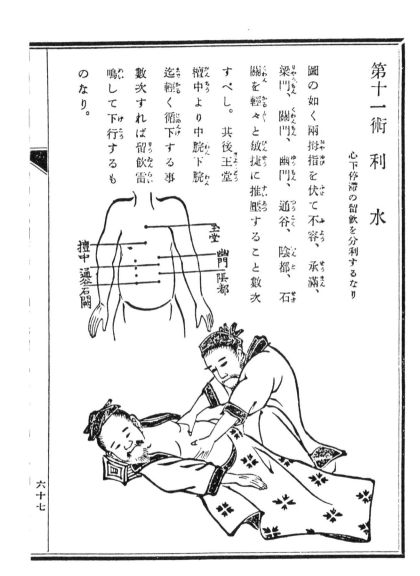

第十一術　利水

心下停滯の留飲を分利するなり

圖の如く兩拇指《おやゆび》を伏《ふせ》て不容《ふよう》、承滿《せうまん》、梁門《りやうもん》、關門《くわんもん》、幽門《ゆうもん》、通谷《つうこく》、陰都《いんと》、石關《せきくわん》を輕々《かるぐ》と斂捷《びんせう》に推壓《すいあつ》すること數次すべし。其後玉堂《ぎよくどう》檀中《だんちう》より中脘《わん》下脘《わん》迄《まで》輕《かる》く循下《じゆんげ》する事數次すれば留飲雷《りうゐんらい》鳴《めい》して下《げ》行《こう》するものなり。

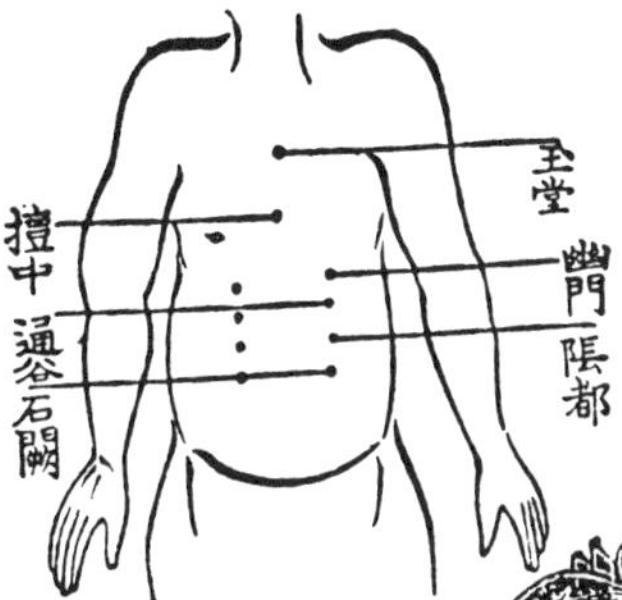

第十二術　收斂

精神を氣海に收斂せしむるなり

圖の如く兩《れう》指《ゆび》頭《さき》を用ひて少《すこ》し力を加《くわ》へ、ひたと肌《はだ》に添《そへ》て脊《せき》椎《つい》より肋骨《ろくこつ》を一肋《ろく》一肋と胸中《きやうちう》へなであげ、また脊《せき》椎《つい》より腹《はら》へ數次循拊《じゆんぷ》してかきあげ、腹《ふく》中《ちう》へ氣《き》を聚《あつ》むる心《こゝろ》にすべし。

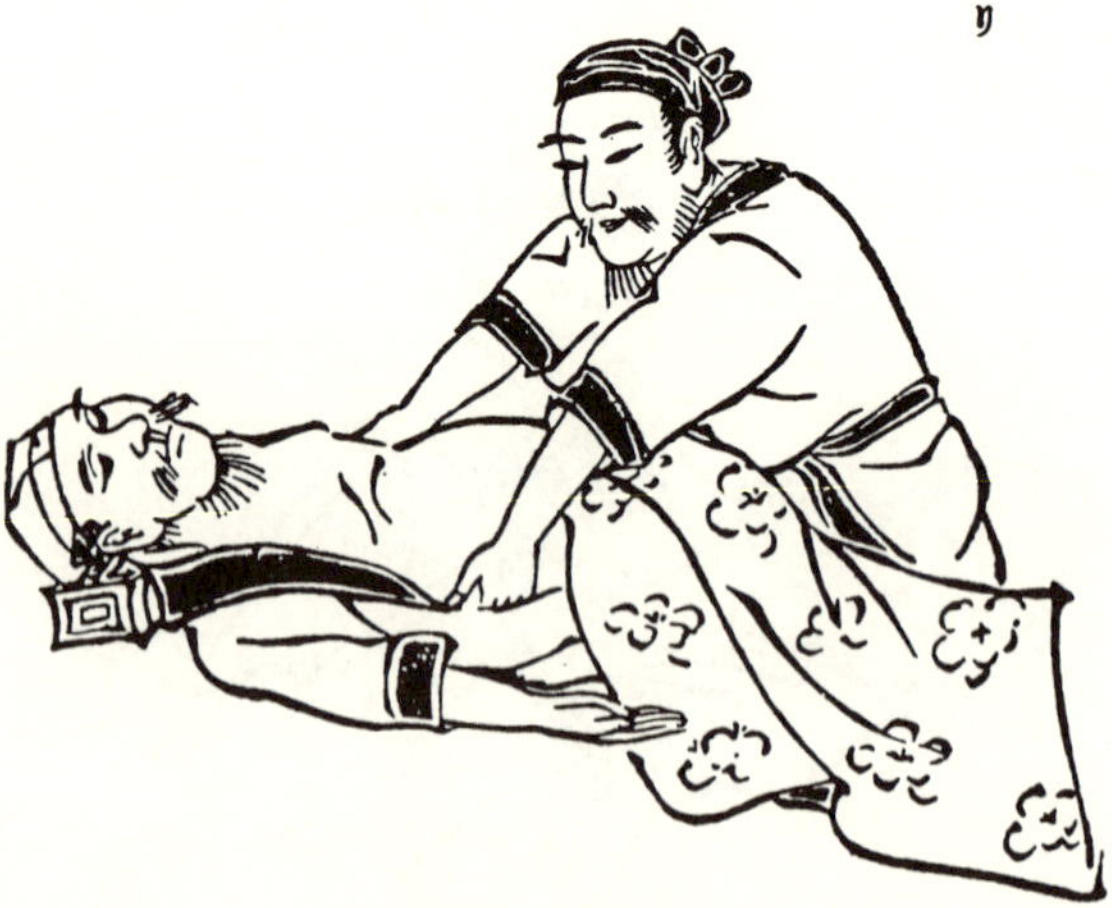

第十三術　安　神

是は心魂を本位に安住せしむるなり

圖の如く醫《ゐ》者《しや》最初《さいしよ》の如く坐《さ》し、左手掌《てのひら》は臍上《さいにやう》に安《さだ》住《め》、右手掌《てのひら》にて天突《てんとつ》より中脘《くわん》まで輕々《かる〲》と推循《すいじゆん》し、推壓《すいあつ》の心をもちて手を徐《しづ》かに引くべし。

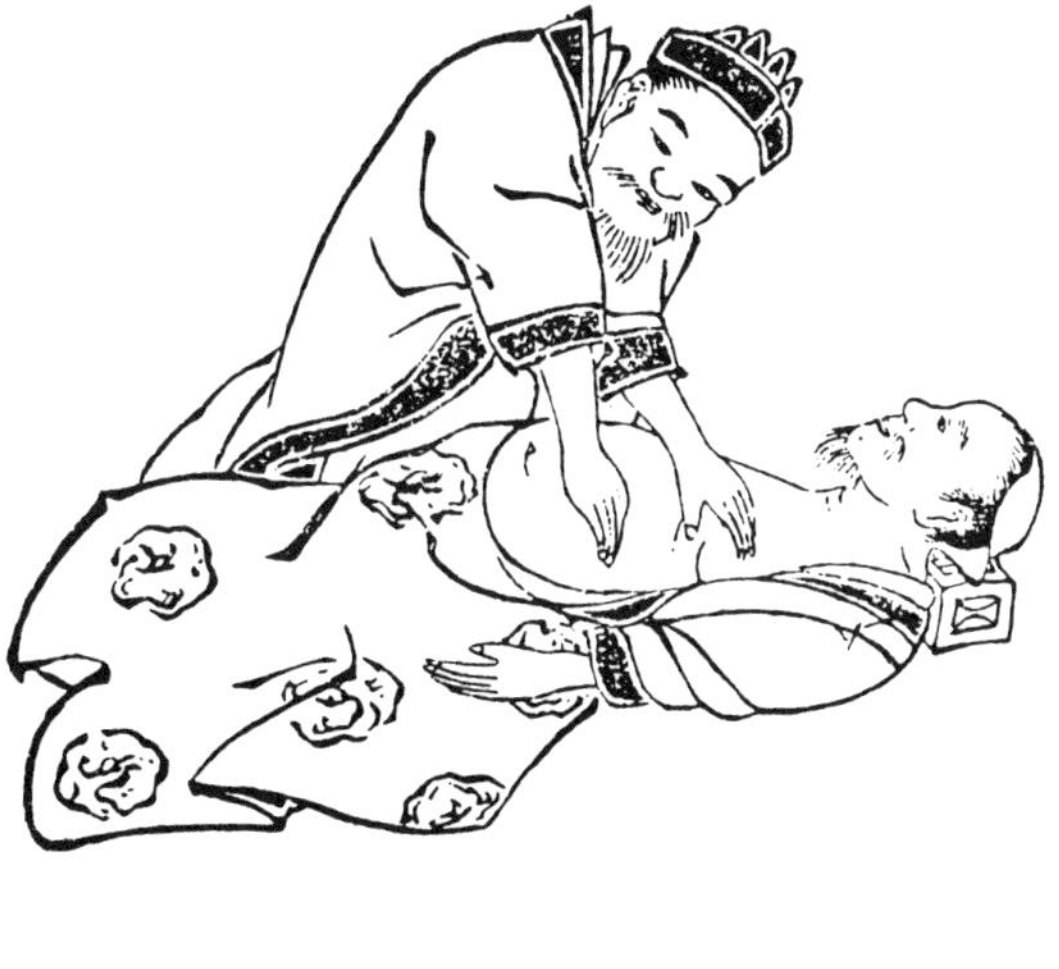

身柱（ちりけ）

癲癇、精神病、小兒搐搦、腦神經衰弱、氣管枝炎、寒冒、衂血、小兒疳虫、小兒百日咳。

其他百病に効あり。（古法）

（第三胸推の下、小兒の病氣は寒冒と食傷とに注意すべし、特に寒冒の節は身柱を中心とし上下左右に赤くなるまで撫擦すればその効大なるあり）

小兒按腹圖解

小兒《せうに》は臟腑《ざうふ》薄脆《うすく》、肉濡弱《にくやわらかに》、筋骨《すぢほね》はまた堅固《かた》からずして、夜《よ》に日《ひ》に生長するものなれば、細小《すこし》の外邪《ぐわいじや》にも、乳食《にうしよく》にも觸動《しよくどう》し易《やす》し。喩《たと》へば數丈《すうぢやう》の松《まつ》樹も始《はじめ》は嫩葉《ふたは》より二三尺までは太甚生《はなはだそだ》育《ち》難《がた》く、既《すで》に三四尺にもなれば荒《あら》き雨風《あめかぜ》など少しの外物《ぐわいぶつ》に支《さゝへ》られても格別《かくべつ》の傷《いたみ》とならざるが如し。兎《と》角幼少《かくえうせう》の間に意《こゝろ》を注《つけ》て生育《せいいく》の道《みち》を盡《つく》すべき事なり。平生《へいぜい》無病たりとも常《つね》に按腹《あんぷく》するときは、乳食滯《にうしよくとゞこ》ほらず、二便《べん》よく通《つう》じ、心氣《しんき》たしかに成《な》り物《もの》に驚《おど》動《ろ》かず、疱瘡《はうさう》、痲疹《はしか》輕《かろ》く、五疳《かん》、癖疾《かたがい》、急慢《きふまん》、驚風《きやうふう》等の病不發《やまひおこらず》、健康《すこやか》に生長するものなり。若《も》し微恙《すこしのやまひ》にても有るときは怠慢《おこたり》なく療治《れうち》すべし。兎角小兒は服藥《ふくやく》を嫌惡《きらう》ものにて、

章門

腸雷鳴、消化不良、胸腹筋痙攣、慢性腹膜炎、喘息、嘔吐、寄生蟲、腰推神經痛背脊神經痛及痙攣、腹膜炎黃疸。

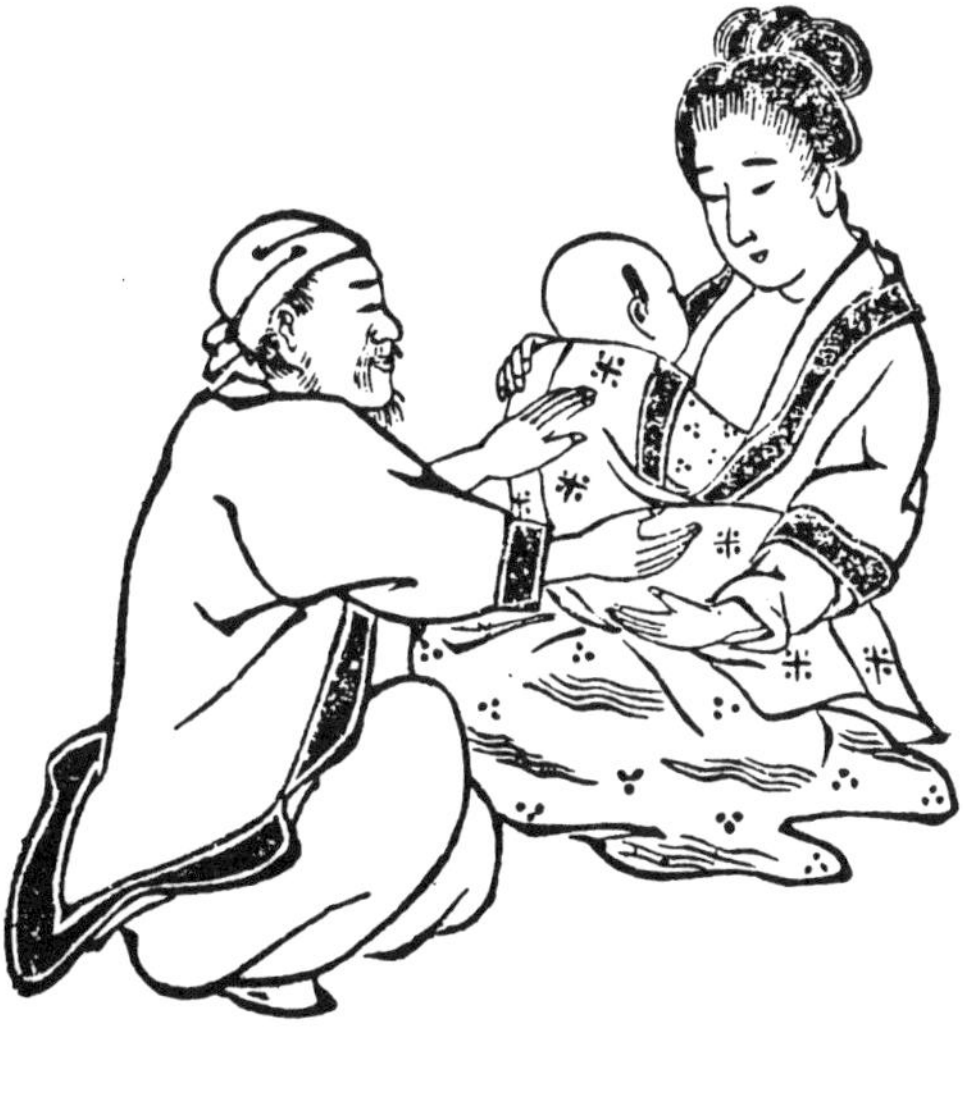

小兒解熱の法

凡そ小兒の熱は外邪の熱多し風寒の時は先づ身柱を撫擦し次ぎに腹部に掌を靜かに當て數時壓す心持にて按ずべし、食あたりの時、下痢、腹痛、便秘すべてに効あり。尙熱高くして顔面發赤、寢苦るしき時は、仰臥の位置にて左掌を頸筋の下に當てゝ頸部を輕く把握の心持にて壓し、右手掌を、臍を中心に腹の上に置き靜かに壓す心持にすべし。尙熱高き時は、足の裏（湧泉のあたり）一體に固きものなれば、これをよく推壓摩解すべし。

强《しい》て用ふるも僅《わづか》にて功《こう》を奏《さう》し難《がた》し。唯手術の速功有《そくこうある》に如《しか》ず。大概幼兒《たいがいようじ》の病は服藥せずとも按腹にて大方治《おほかたち》するものなり。殊に吐乳瀉利《とにうしやり》、急驚風《きふけうふう》、慢驚風《まんけうふう》、走馬疳《そはかん》、丹毒《はやとく》の如きは此手術にあらざれば決《けつ》して救《すく》ひ難《がた》し。試《こゝろ》みて屢々《しば〳〵》功《こう》を見るなり。小兒《せうに》の療術《れうじゆつ》は大人と小異《い》なり。圖の如く側臥《そくぐわ》せしむるか又は人に横《よこ》に抱《いだ》かしめて、大椎身柱《ついしんちう》の邊《へん》より腰椎まで、又二行三行通《どほり》をいかにも徐々《しづか》に摩撫《まぶ》し、腰眼《えうがん》、環跳《くわんてう》を解釋し、臀尻《しり》、外股《そともゝ》、内股《うちもゝ》、腓腸《ふくらはぎ》、跟骨《きびす》をよく摩撫《まぶ》し、兩手《れうて》足五指頭《あしのゆびさき》、足心《あしのうら》手心《てのひら》までとくと調摩し、又轉臥《てんぐわ》せしむるか抱《いだ》きかへしめて、又右《みぎ》の如く療《れう》し、また大椎《つい》より數次調摩《すうじてうま》し、兩痞根《ひこん》の穴《けつ》を須《しば》臾《らく》推壓《おし》、扨徐《さてしづか》に手を引くべし。夫《それ》より按腹の術に入るべし。圖の如く仰臥《ぎやうぐわ》せしめ、胸脇《むね》を輕《かろ》く調摩し、扨左右の肩髃《かたかいな》、肘《ひ》臂《ち》、腕《うで》、手背《てのかう》、手心《てのひら》、五指頭《ゆびささ》まで摩解し、腰より以下内股《うちもゝ》、外股《そともゝ》、膝臏《ひざがしら》、内《うち》臁《はぎ》、外臁《そとはぎ》、内踝《うちくるぶし》、足面《あしのこう》、足心《あしのうら》、五指頭《ゆびさき》まで残らず摩《き》解調摩《かいてうま》し、扠《さて》左手をもつて拇指頭《おやゆびさき》を左の章門《せうもん》の穴《けつ》に承抵《せうてい》し、食《しよく》指《し》を中脘《くわん》にあて、無名指《むめいし》を右の衝門《せうもん》に承抵《せうてい》し、良久《やゝひさ》しく推《すい》壓し、また右手の四指を右の腹側《よこはら》にかけ、右の拇指《おやゆび》を左の腹側《よこはら》にかけ、大人鉤腸《こうてう》又櫓盪《ろとう》の心持《こゝろもち》にて瘵すべし。小兒は其腹狹少《はらせまきもの》なれば手數《てかず》は用ひ難し。大概此二術にて治するなり。

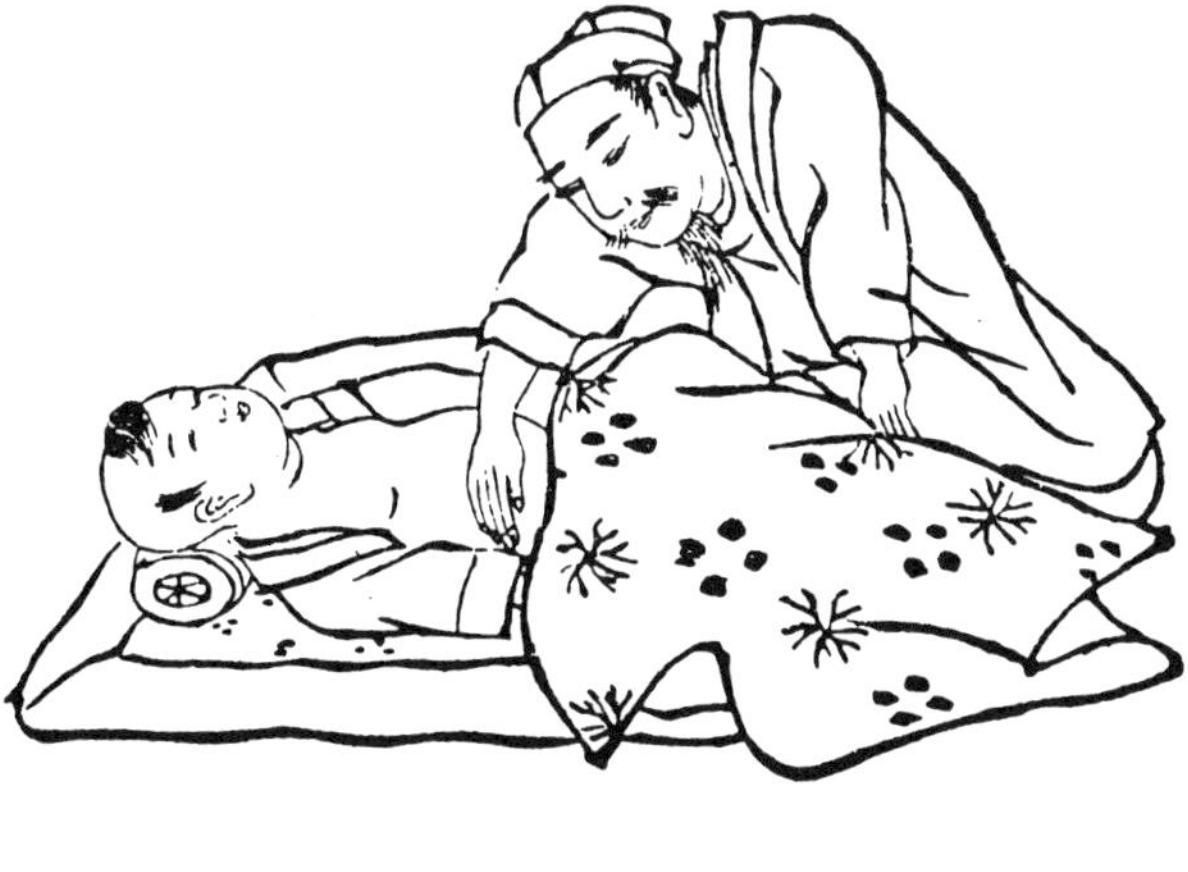

任脈

二十四穴とす。會陰より起り曲骨に上り、中極關元より石門に到る。口唇の下（承漿）より天突、鳩尾、神闕（臍）を經て會陰に到る胸腹部正中線を任脈といふ。

任とは姙の意味、腹部の中行を流れ、婦人生發の本なり。

素問上古天眞論に「女子は二七にて天癸至り、任脈通じ太衝脈盛にして月事は時を以て下る」云々。

婦人姙娠の因由は任脈の血氣の虚實による。

孕婦按腹圖解

姙娠《にんしん》四五ケ月より以後《いご》常《つね》に按腹をなして腹中《ふくちう》を調理《てうり》し、腰脚《ようきやく》を溫養《おんよう》し、兒胎《じたい》の住居《すまゐ》を整《とゝの》へ直《たゞ》しおくべし。かくの如く療治《れうぢ》するときは臨月《りんげつ》に至り分娩《さん》甚太《はなはだ》平安《へいあん》なり。又墮胎《だたい》、流產《りうざん》、逆《ぎやく》產《ざん》、横產《おふざん》の憂《うれ》ひなく、產前に子癇《しかん》、產後《さんご》に兒枕痛《あとはらいたみ》、胞衣《えな》不下《おりず》、血暈、乳汁《ちゝ》不出《でず》等の病なく、母子安泰《おやこやすらかに》、其生子《うまれご》も強健《すこやか》に生育《せいいく》するものなり。

圖の如く坐《ざ》せしめ鎮帶《はらおび》をとき、醫《ゐ》前に坐し、右の膝《ひざ》を立《た》て、さて左右の拇指頭《おやゆびさき》にて不容《ふやう》、幽門《ゆうもん》の穴《けつ》を輕々《かろ〱》と推壓《すいあつ》し、また左右の手を姙婦《にんぷ》の背中《せなか》へまはし、六七椎《つい》より十四五椎《つい》まで左右二行三行ともに解釋《かいしやく》し、扠前《さてまへ》腹へかき出す様に數次《すうじ》すべし。かやうにするうちに右か左かに偏《かたよ》りし兒胎《じたい》ころ〳〵として手に應《おう》ずるものなり。これを任脉臍下《にんみやくさいか》へ〳〵となであぐべし。扠《さて》又乳下《ちゝした》より臍上《さいぜう》まで數遍《すうへん》調摩して徐《しづか》に手をとるべし。

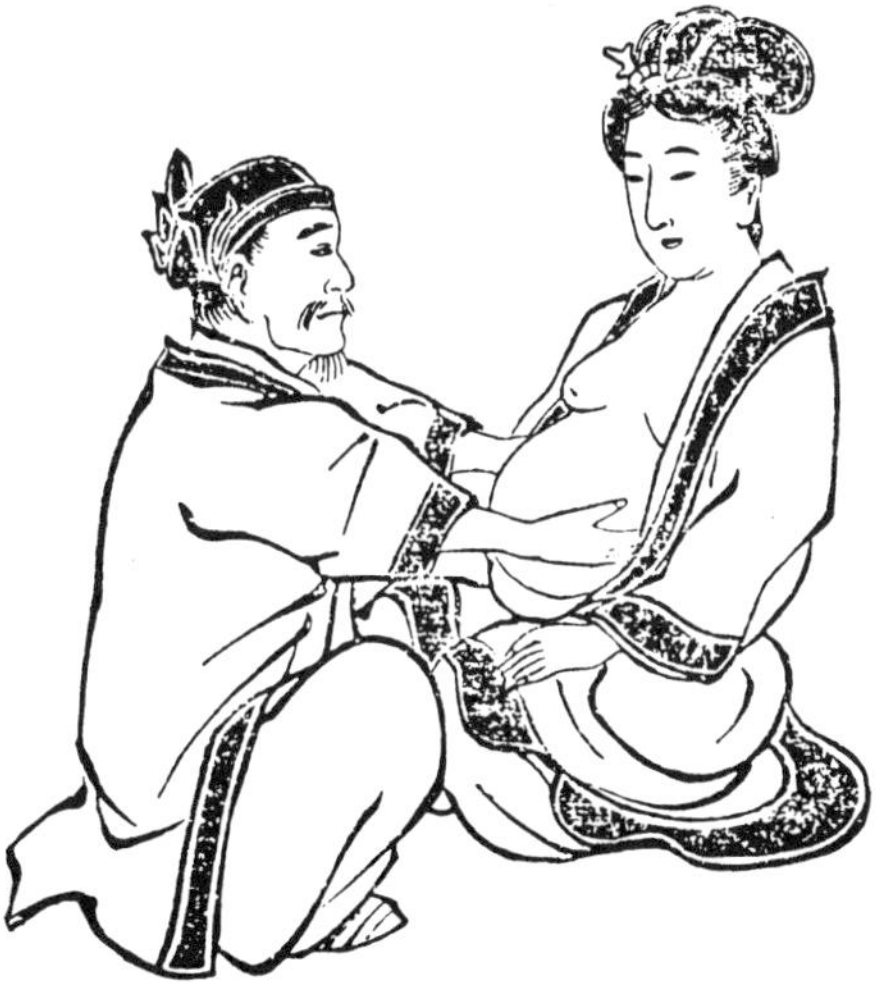

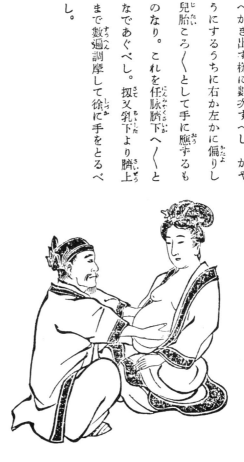

乳汁下療術圖解

乳汁《ちゝ》不下《いでざる》に種々《いろく》の左別《さべつ》ありといへども、其大概《たいがい》四つあり。

一は乳根凝結《にうこんぎやうけつ》し乳房發熱《ちぶさはつねつ》、青筋《あをすぢ》緊張《きつくはり》て出兼《でかね》るものが二三次療《れう》すれば快《こゝろ》よく出《で》るものなり。

二は外形《ぐわいけい》は勢《いきほ》ひよくみえ、乳根《にうこん》に凝結《ぎやうけつ》すこしもなく、乳房發《ちぶさはつ》熱なく、青筋薄《あをすぢうす》きものは出でず、療《れう》して效《かひ》なし。

三は乳根凝結《にうこんぎやうけつ》なく、乳房湍慢發熱《ちぶさたんまんはつねつ》、青筋隠《あをすぢかく》れて見えざるものは、療《れう》すれば倍々《ますく》出《いで》ぬやうになる。かならず療するべからず。

四は外形《ぐわいけい》は勢《いきほひ》なく、乳房乾燥《ちぶさかんさう》、青筋微《あをすぢかす》かなれども少《すくな》し、是《これ》は乳根《ちゝのね》に小盃《さかづき》を伏《ふせ》たる如く根柢《ねもと》あるもの程《ほど》、よく療するときは能出《よくで》るものなり。故にこの四道《しどう》を熟診《じゆくしん》して療治すべきなり。

自如道人曰く

「人は氣のもの」と申します。されば「氣を病む」と書いて病氣と言ひます。氣血と言つて氣が塞へると血液の循環に大變影響のあるものであります。故に氣を病めば凡ての榮養が塞がれます。ことに母親の氣を病むことは、乳の出を止めるもの、また乳の中に毒を出すものと申します。家人の注意すべき一條でありますが又己一身を養ふ他に子寶を養ふもの故、その食物に注意すべきは申すまでもなきことであります。

圖の如く坐《ざ》せしめ、まづ乳房《ちぶさ》を輕《かろ》輕《かろ》に摩《ま》解《かい》し、次に乳輪《ちゝわぐるり》の黑《くろ》みの所《ところ》を摩《ま》解《かい》し、指《ゆび》にて輕《かろ》く撮《つま》みて乳汁《ちゝ》をしぼり走《はし》らし、次に乳根《にうこん》の裏面《うら》に當《あた》る背中《せなか》におよび、肩《かた》、項《くびすぢ》を解《かい》釋《しやく》し、臑《かひな》、肘臂《ひぢ》、腕《うで》等の筋攣凝結《きんれんぎやうけつ》を解釋《かいしやく》し、さて乳上《ちゝのうへ》、乳側《ちゝのわき》、乳下《ちゝのした》を輕《かろ》く、數次《すうじ》摩《ま》解《かい》すべし。かく療《れう》するときは乳汁《ちゝじる》澤山に出沸《いでる》ものなり。

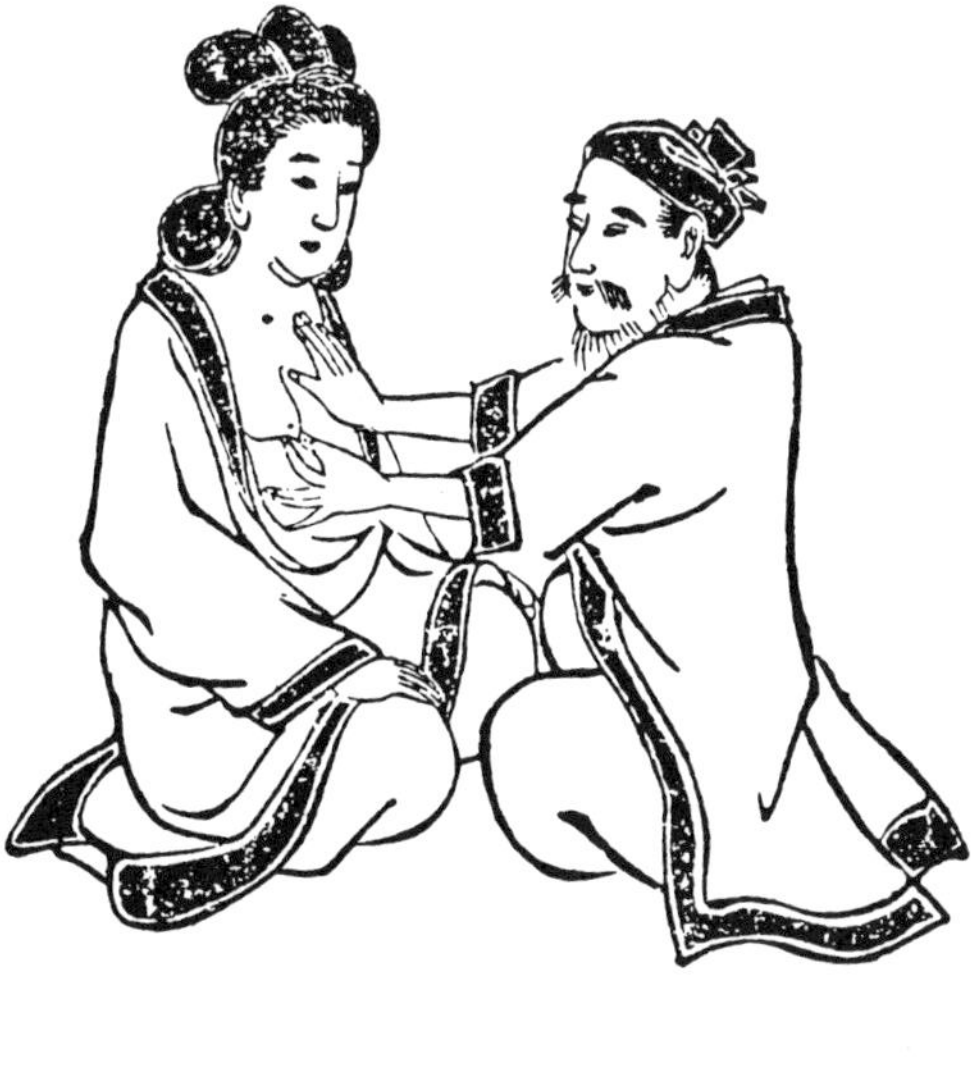

津液

唾液。古より神仙術、導引術(健腴法)にては凡て唾液を嚥下するを法とする。

三陰交

食慾不進、下肢厥冷、全身痲痺、腸疝痛、下腹痙攣、神經性心悸亢進、尿閉、膀胱カタル、淋疾、子宮疾患

絶骨(陽輔、懸鍾)

腰部厥冷、下腹骨盤部疾患

陽輔―陽神經痛、膝關節炎

全身神經痛。

懸鍾―肋膜炎、胃擴張、脚氣、扁桃腺炎、下腿神經痛

衂血。

自行按腹圖解

平生暇《つねにいとま》ある時《とき》は、自身随意《じしんこゝろまかせ》に此術を行ふも太甚《はなはだ》よろし、更《さら》に人に作《なさ》しむるに異《こと》なることなし。然れども臨臥《ねしな》のとき、或は平旦《よあけ》などは殊《こと》によろし。平素《つねぐ》主人勤《つとめ》などの人、或は讀書勤學《どくしよきんがく》の人、或は勞役過多《らうえきくわた》の人、或は優游安逸《ゆうくあんいつ》の人、唱歌《しやうか》、謡曲《ようきよく》、淨瑠璃《じようるり》など嗜《たしな》む人、大酒大食《たいしゆたいしよく》する人、魚肉《ぎよにく》を嗜《たしな》む人、持齋《ちさい》の人、工匠《こうしやう》など職業《しよくげふ》に根氣《こんき》をつめる人、貪淫《とんいん》の人、晝夜脆坐《ちうやきざ》する人、思慮《しりよく》工夫《ふう》を凝《こら》す人、みなこれ元氣《げんき》溜滞《りうたい》し易《やす》し。又は娼《しやう》婦《ふ》治郎《やらう》などは非理《ひり》なる勤《つとめ》を致《いた》すものなれば、別《べつ》して氣血《きけつ》常道《つね》を失《うしな》うて病患生《びやうくわんせう》じ易《やす》し。常《つね》に此術を自脩《じしゆう》して、病患《びやうくわん》を未發前《おこらぬさき》に防《ふせ》ぐべし。

圖の如く仰臥《ぎやうぐわ》し、まづ心《こゝろ》を鎮《しづ》め、津液《しんえき》を嚥下《のみくだ》し、呼吸《こきう》を斉《ひと》しうし、まづ胸上《むねのうへ》より臍上《へそのうへ》まで、左右の掌《てのひら》にて循拊《じゆんぷ》し、さて面部《めんぶ》を洗浴《せんよく》する如く摩撫《まぶ》し、兩耳前後骨《れうみゝまへうしろのはね》、眉稜《びれう》骨《こつ》、鼻柱《びちう》を動揺《うごか》し、さて兩手掌《てのひら》にて須臾《しはらく》兩耳竅《みゝあな》を塞《ふさ》ぎ、また兩手掌《てのひら》にて兩眼《れうがん》を推壓《お》し、鼻準《はなのさき》を強《つよ》く撮《つま》みて暫《しはら》く鼻息《はないきをやめ》、夫《それ》より頭頸《あたまくび》より肩胛《かた》、肘臑《かひな》、臂《ひぢ》、腕《うで》、手背《てのかう》、手掌《てのひら》悉《こと〴〵》く解釋し、又腰臀《えうさん》、外股《うちもゝ》、内股《そともゝ》、膝臏《ひざはね》、膝膕《しつこく》、委中《ゐちう》、承山《せうさん》、外踁《そとはぎ》、

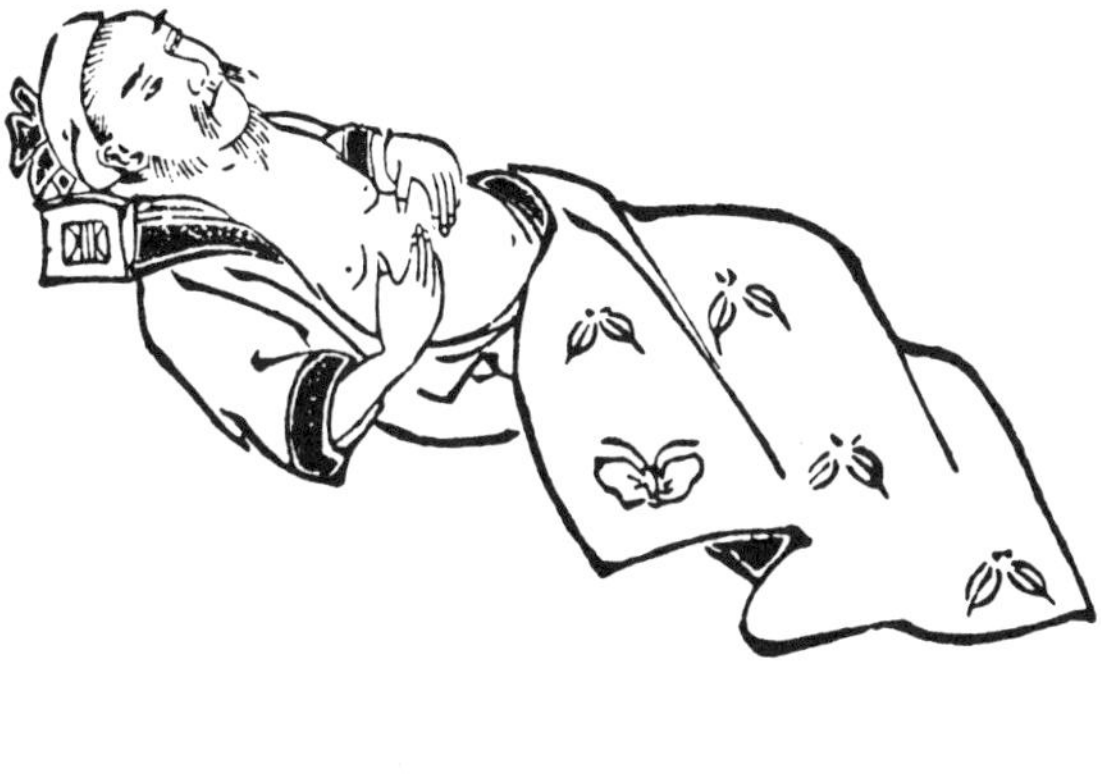

三里《り》、内踁《うちはぎ》、三陰交《ゐんかう》、絶骨《ぜつこつ》、跟骨《こんこつ》脚面《きやくめん》、湧泉《ゆうせん》、然谷《ねんこく》、五指《し》爪甲《つめぎは》細《こまか》に解釋し調摩し、胸肋《きやうろく》を左右に分排《ぶんぱい》し、兩章門《せうもん》を推《お》壓し、兩腹側《よこはら》を拘《こう》引《いん》し、不容《ふよう》より天樞《てんすう》まで推下《おしくだ》し、心下《しんげ》腹《ゐ》府《ふ》の上を良久《やゝひさ》しく推《お》壓し、また天突邊《てんとつへん》より中脘《くわん》、下脘邊《くわんへん》まで輕々《かろく》摩撫《まぶ》循下《じゆんけ》して手《て》を收《をさ》むべし。

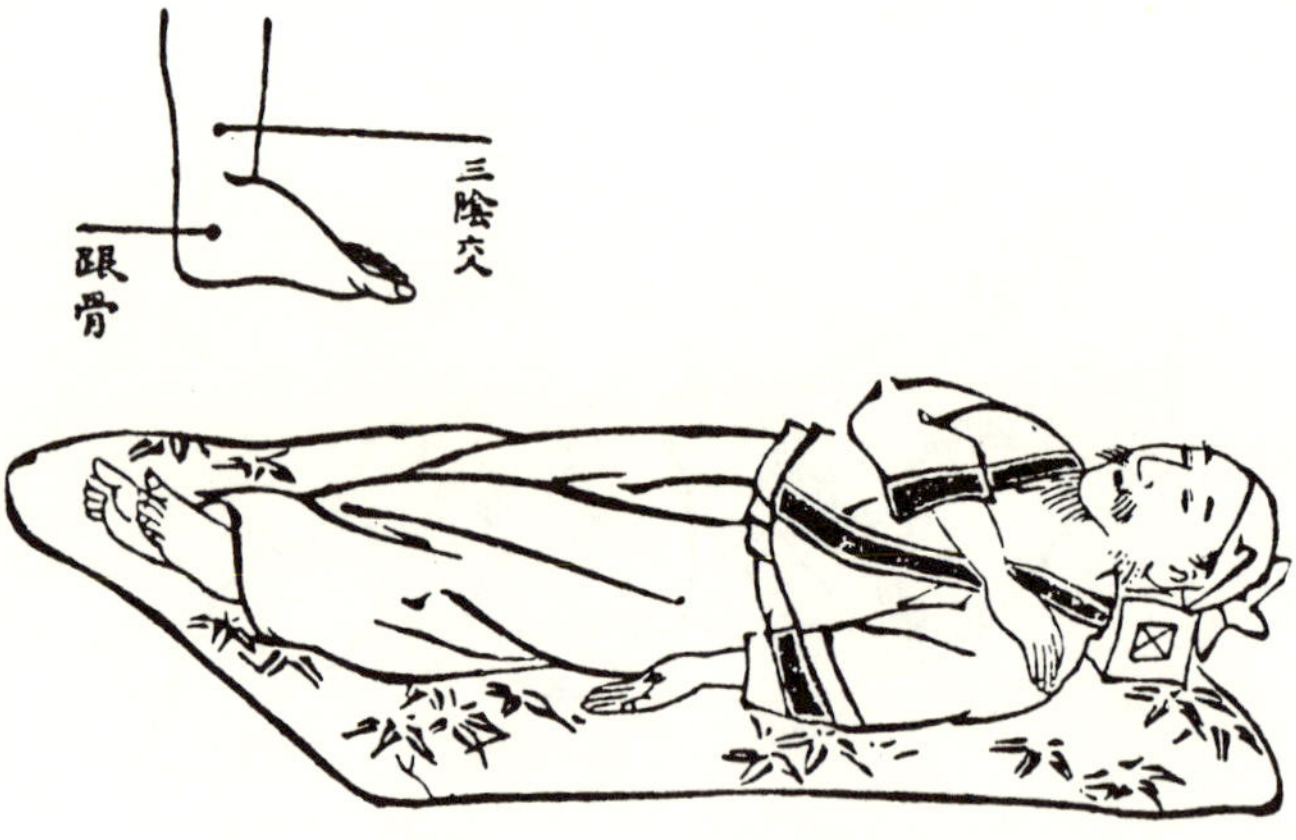

皇道醫話より

「醫者は癒る病より外は癒せない」と古人が申し傳へてゐます。

如何にも藪垣は幾ら茂つても手段の施しやうありませぬ。……この重患の最後の治療法です。醫師が絶望を宣告した時です。萬一を期し、九死に一生を求めるのであります。

即ち葱の白根を四五本糸で括つて、一寸程に切りたるを五六個も七八個も調へ、之を火鉢の上に載せて溫め置き、之を臍の下一寸程の所に安じ、

收神術

此術《このじゆつ》は何病《なにやまひ》にても困篤《こんとく》の際《さい》、或は大虚大衰《たいきよたいすい》の人に施《ほどこ》す術《じゆつ》なり世俗大病人《せぞくたいびやうにん》に按腹《あんぷく》するは甚《はなは》だ凶《あし》し、大いに元氣《げんき》を損《そん》じ腹力《ふくりき》を脫《だつ》すといふは誠《まこと》に主言《しゆげん》なり。然《しか》し是も醫者《ゐしや》の工拙《こうせつ》によるべけれども、危篤《きとく》或は大虚《きよ》大衰《すい》の人に一應《おう》手術を施《ほどこ》すときは、埋《うづみ》火《び》をかきさがして直《ぢき》に灰《はい》になる如く、元氣忽《げんきにはか》に脫《だつ》し形體委頓《けいたいつかれ》て立刻斃《たちどころにし》を致《いた》すものあり、實《じつ》に恐《おそ》るべし。是皆拙工《みなせつこう》の此法《はふ》に詳《つまび》らかならざるの致《いた》す所なり。

然るに此收神術《しうしんじゆつ》は既《すで》に離散《りさん》せんとする元氣《げんき》を速《すみや》かに氣海《きかい》に還《くわん》納《なう》せしめ、直《ぢき》に扶持保護《ふちほご》し、危機《きき》を轉《てん》じて平安《へいあん》ならしむる術《じゆつ》なり。然れども之を行《をこな》ふは最《もつと》も幽微《ゆうび》にして筆頭《ひつとう》に盡《つく》し難《がた》し、唯門《たゞもん》に入る人に口授《くじゆ》せんのみ。

別に火ノシか、コテなれば能く燒けたので、惣の上にジュツと當てるのです。之を取替へ引替へ致します。又同時に別に臍の上へは鹽を入れて、此鹽の上から灸を無數(百壯)するのであります。患者が汗が滲み出で、手足に温まりが出ましたならば上々吉です豫後の方法や服藥もありますが、之は醫者で出來ます。眞理は簡易の中に寓してあります。信仰と實行とが必要條件であることを忘れてはなりませぬ。

歸元術

是は拳法家《けんぱふか》に謂《い》ふ死活《しかつ》の法《はふ》なり。

此術《このじゆつ》は一切卒暴《さいそつぼう》の病《やまひ》、卒中《そつちう》、昏倒《こんとう》、卒死《そつし》、口噤《かうきん》、婦人子癇《ふじんしかん》、産後《さんご》血暈《けつうん》、昏迷不省《こんめいふせい》、小兒《せうに》急慢《きふまん》驚風《きやうふう》、直視《ちきし》、上竄《じやうらう》或は臍風《さいふう》撮口《さつこう》、或は鬼壓《きあつ》、或は落馬墜車《らくばついしや》、或は墻壁崩壓《しやうへきほうあつ》、或は從高墮《たかきよりお》下《ち》、或は烟薫致死《けむりにむされ》、或は溺水《みづにおぼれ》、或は自縊《くびくゝり》等、總《したが》て神氣《しんき》昏冒《こんぼう》、不省人事《ふせいじんじ》の者《もの》をして神氣《しんき》を蘇生《そせい》せしむるの術《じゆつ》なり。しかれども其法至《そのはふいた》つて敏捷《けんせう》なるをもつて筆頭《ひつとう》に盡《つく》し難《がた》し口授《くじゆ》に附《ふ》す。

按腹圖解をはり

附録

溫熱療法持續刺戟點圖（五分——十分）

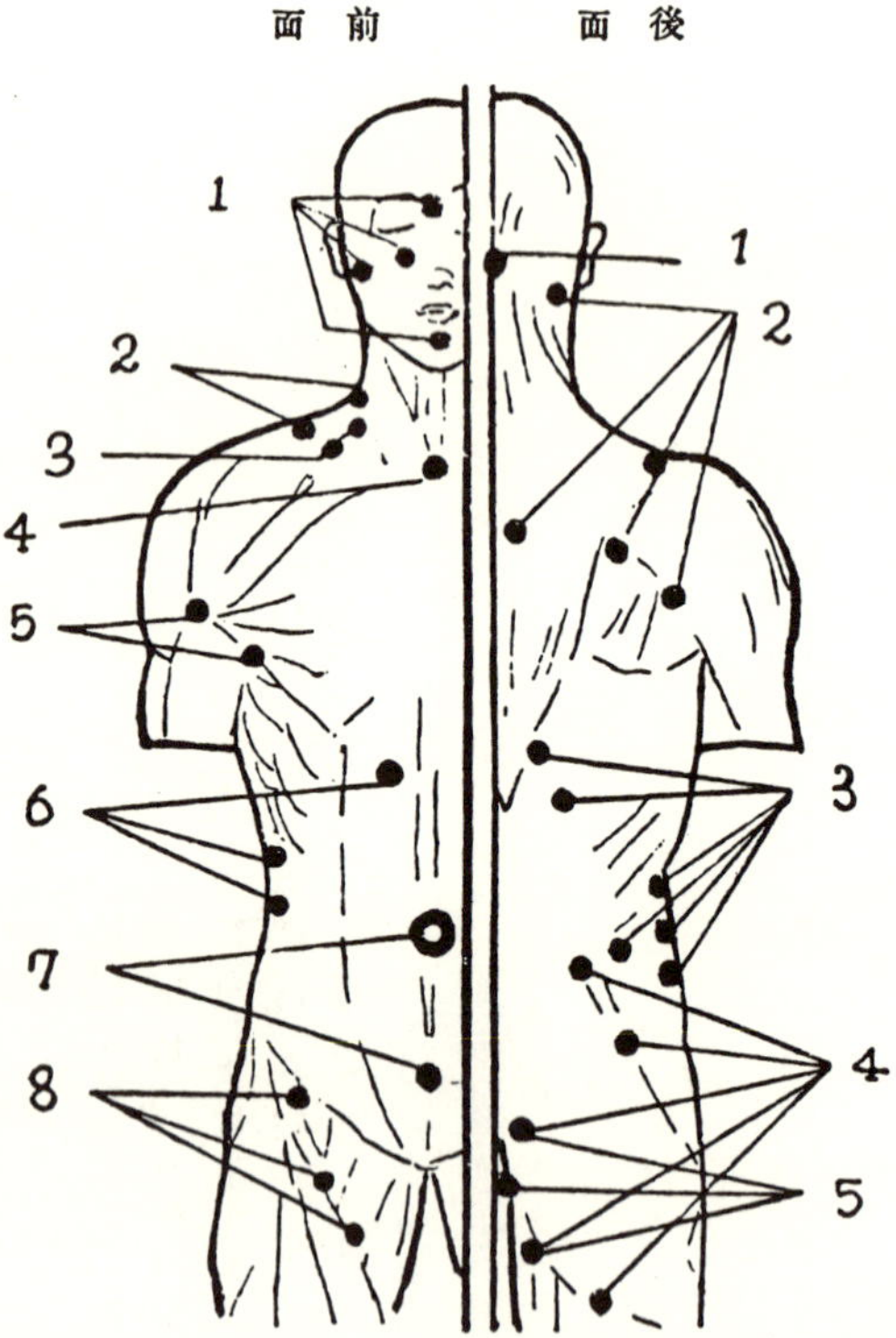

本圖は温灸器その他の温熱刺戟器械に通用する一般刺戟點として、知覺過敏點による治療點を示したものです。
强熱（例へば灸、熱鍼等）には使用しません、俗に「弘法灸」などと言はれてゐる壓し灸などに應用して効果があります。

前面

1 顏面神經痛
2 肩のこり
3 肺尖カタル
感冒（呼吸器病）
心臟疾患
4 喘息
百日咳
5 心臟疾患
6 肝臟疾患
婦人病
7 胃腸疾患
神經衰弱
婦人病
膀胱疾患
8 淋疾

後面

1 頭痛
嘔吐
2 心臟疾患
感冒（呼吸器病）
肩のこり
3 胃腸疾患
婦人病
肝臟疾患（右）
4 婦人病
生殖器病
5 痔疾
（他は類推應用のこと）

指壓療法圖解

本圖は昨昭和十五年八月、東京府聯合治療師會指壓部會に於て數回研究檢討の上決定した指壓療法の定型です。各部の操作順序等は、各自それぞれの特徴、特技のあるのは言ふまでもないことですが、所謂定型として定めたものであります。

これは全身操作の順序で、各部の操作方法は示してありません。尙操作方法としては原則として指を以つて壓すること、即ち「指壓」を行ふことになつてゐます。

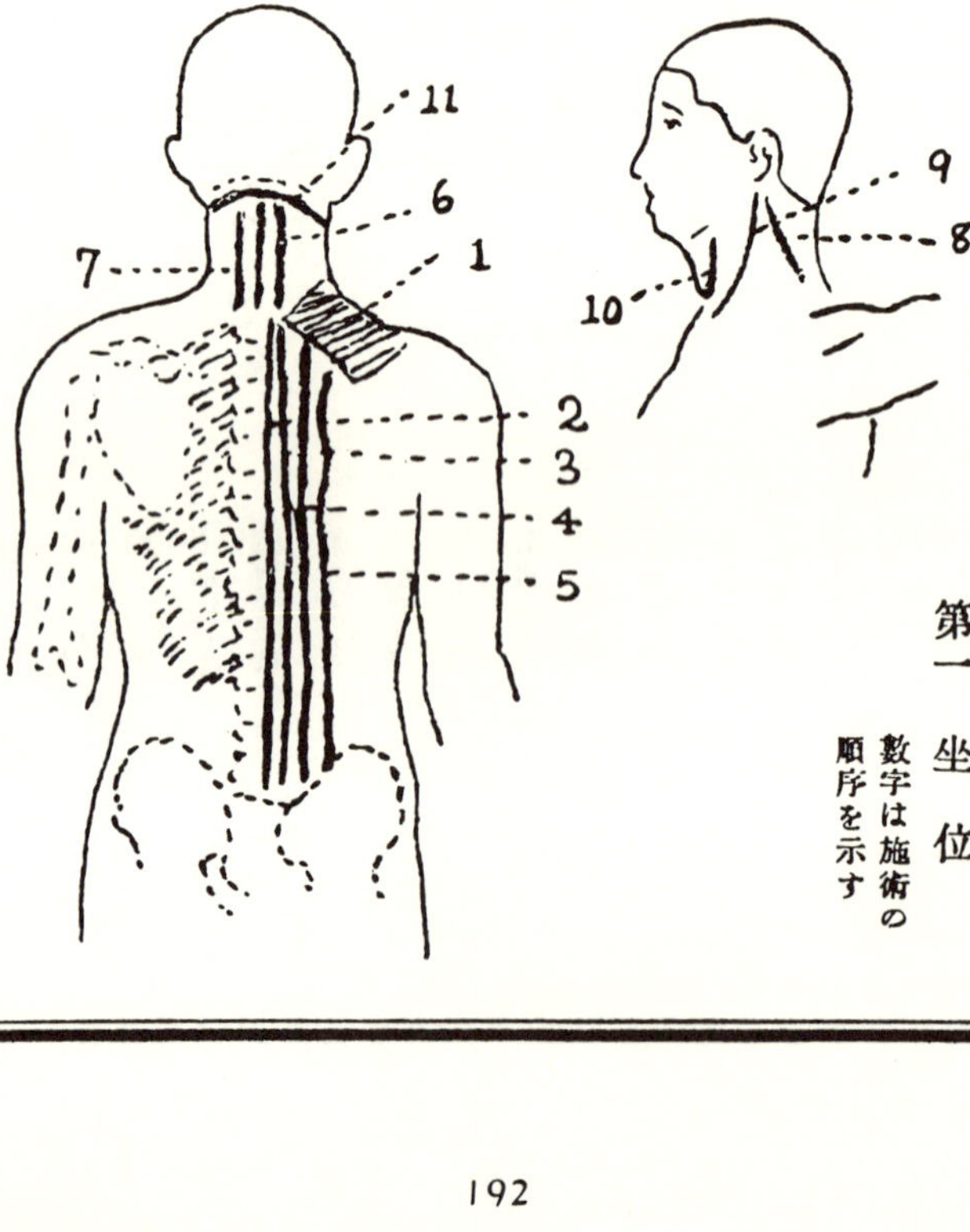

第一　坐位

數字は施術の順序を示す

第二　伏臥位

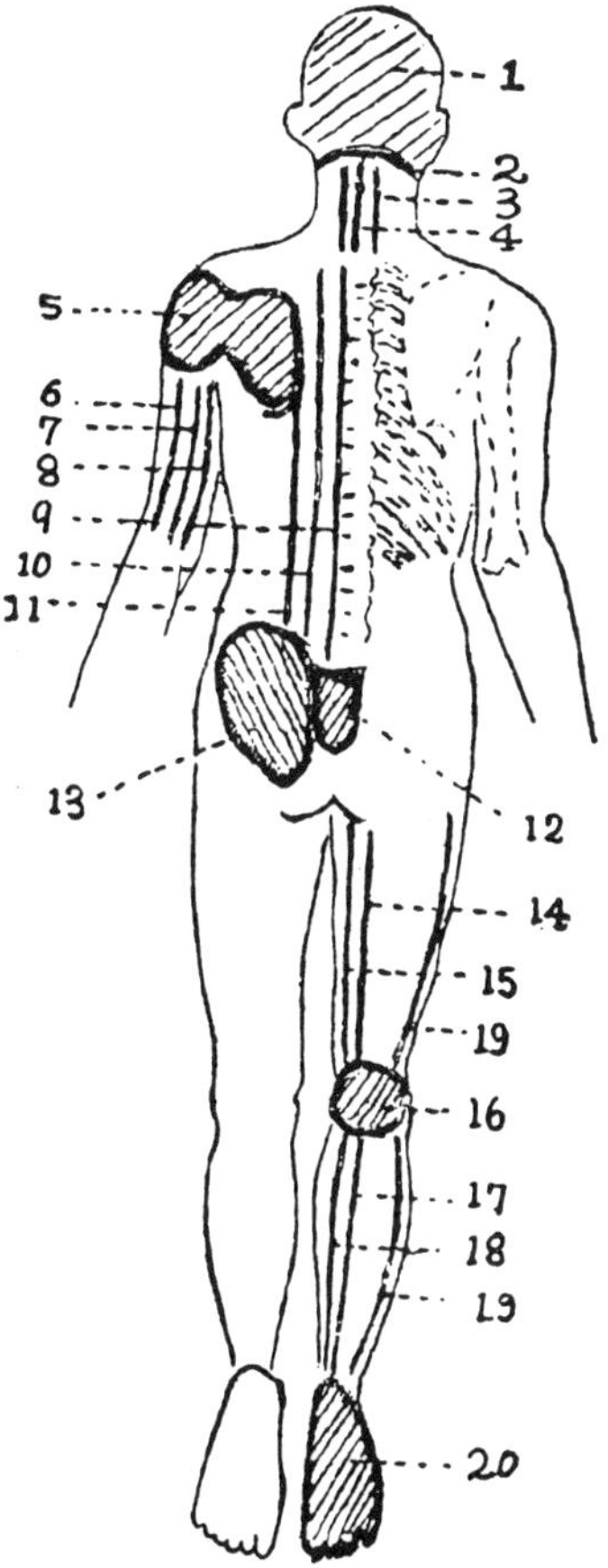

第三 仰臥位（一）

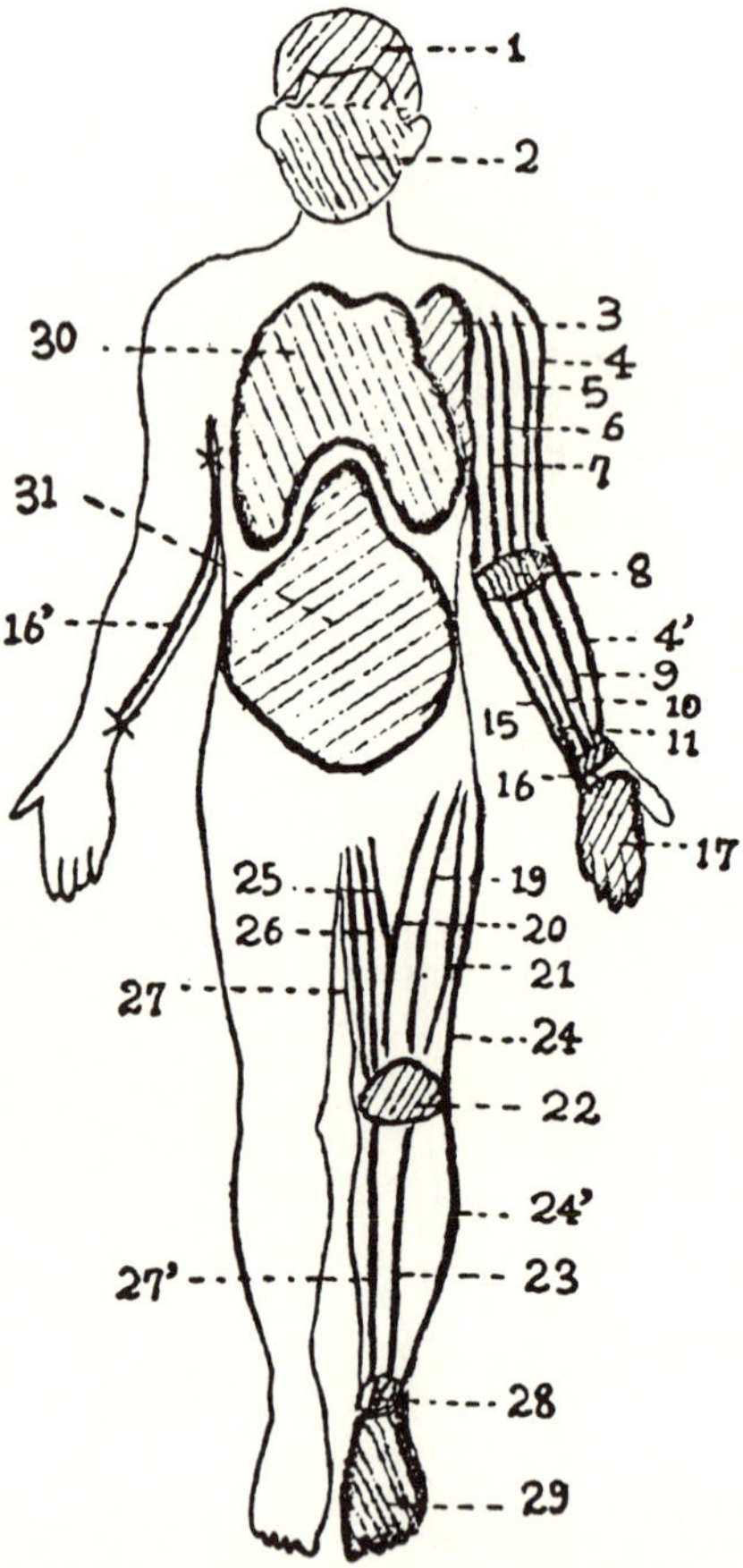
1
2
3
4
5
6
7
8
4'
9
10
11
15
16
17
30
31
16'
25
26
27
19
20
21
24
22
24'
27'
23
28
29

八十八

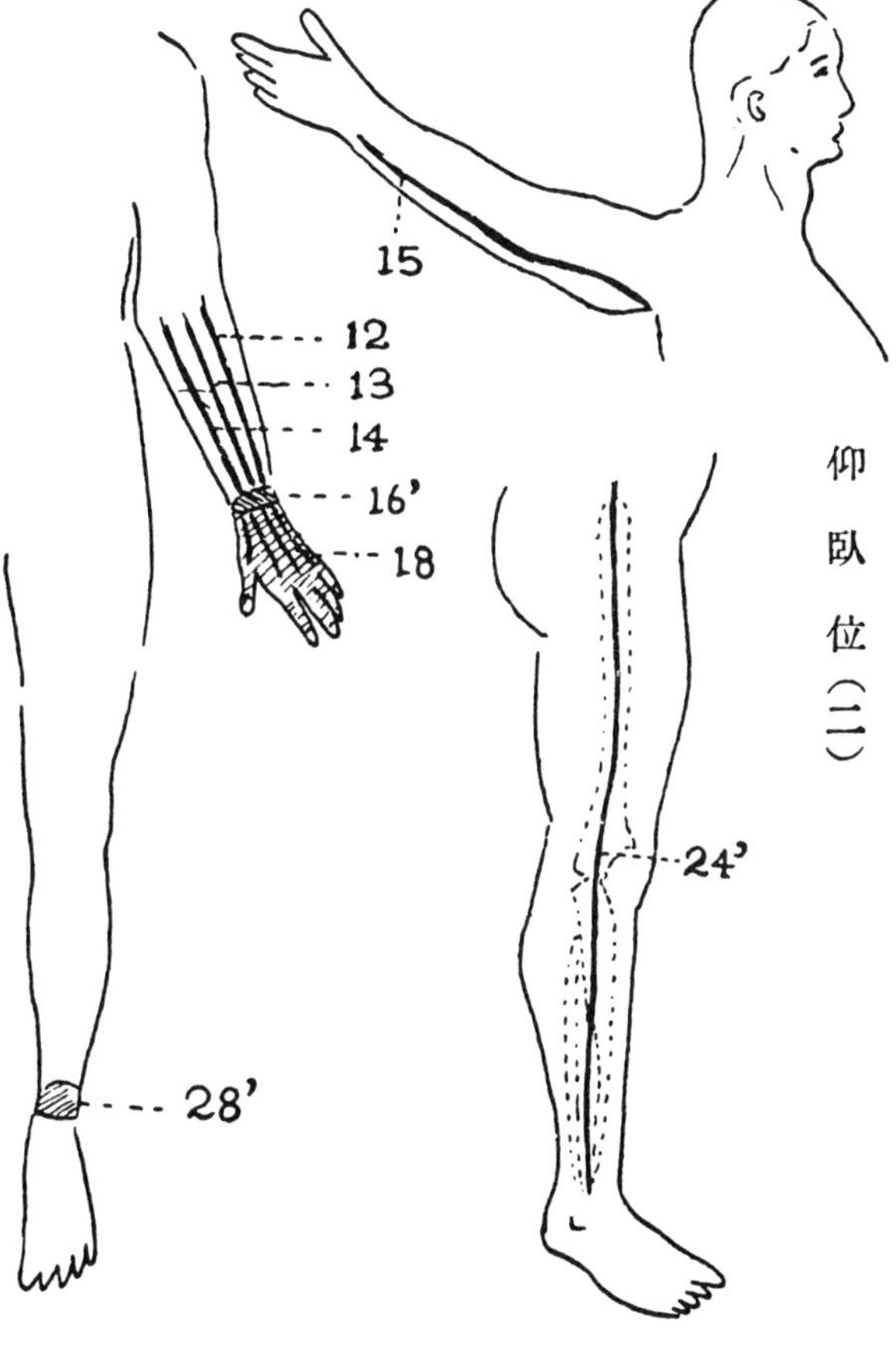

仰臥位(二)

●手の大陰肺經（指先ヨリ）

小商—腦、胃、腸
魚際—腦
大淵—肺
經渠—氣管支炎、食道
列缺—氣管支
孔最—同 上
尺澤—腦、肺
俠白—心臟
天府—腦
中府—氣管支
雲門—心臟、肺

△手の小陰心經（指先ヨリ）

小衝—肋膜、心臟
小府—腦、舌、心臟、子宮、膀胱、鼻
神門—同

經絡と經穴の話

刺戟療法と經絡の關係

その源《みなもと》を素問《そもん》、靈樞《れいすう》に發《はつ》した十四經絡發揮《けいらくはつき》（滑伯仁著）といふ書《しよ》は、古來《こらい》數千年間鍼灸家《しんきうか》の聖典《せいてん》とせられてゐます。又十四經絡《けいらく》に關《くわん》する書も古來澤山《たくさん》ありますが、漢方家《かんはうか》の說《と》くところは、五運《うん》五行《ぎやう》の說《せつ》が織《を》り交ぜられてゐて難解《なんかい》でしかもこじつけ泌《じ》みた感《かん》じを抱《いだ》かせます。深《ふか》く硏究《けんきう》すれば面白《おもしろ》いものでありますが、それは篤志《とくし》研究家の筆《ふで》に俟《ま》つこと丶して、刺戟《しげき》療法、特に指壓《しあつ》療法家に取つて參考《さんかう》としたい點《てん》について具體的《ぐたいてき》の解說《かいせつ》を試《こゝろ》みたいと思ひます。所謂《いはゆる》經絡《けいらく》と經穴《けいけつ》についての學《がく》問《もん》でなくて應用點《おうようてん》について考《かんが》へて見ます。

陰郄—脳、舌、心臓、子宮、
膀胱
通里—同
靈道—脳、舌
少海—淋巴腺、脳、肺
青靈—頭、肺
極泉—心臓、脳

×手の厥陰心包經
（指先ヨリ）
中衝—心臓、脳（夜泣、疳蟲）
勞宮—脳（中風）、黄疳、衂血
大陵—心臓、腋下腺、頭痛、
急性胃カタル
内關—心臓（心筋、内外膜）、
黄疸、眩暈
間使—心臓、胃、脳（中風、ヒ
ポコンデリー、眩暈）、
黄疸

從《したが》つて經絡とは一體何であるか。それの詳《くは》しい説明《せつめい》は「本叢書第三篇、經絡《けいらく》と療術《れうじゅつ》」の篇《へん》に譲《ゆづ》るとして、之を

解剖學的《かいばうがくてき》に見ると

人體《じんたい》の骨骼《こくかく》靱帶《じんたい》及び筋肉《きんにく》の隙《すき》に沿《そ》うて流《なが》れ

生理學的《せいりがくてき》に見ると

陰性《いんせい》のものは主《しゅ》として體部前面《たいぶぜんめん》と屈筋《くっきん》に沿うて流れ

陽性《ようせい》のものは主として體部後面《こうめん》と伸筋《しんきん》に沿うて流れ

そして經絡は主として全血管《ぜんけっかん》の分布《ぶんぷ》方向《はっかう》と一致《いっち》してゐます。

心理學的《しんりがくてき》には

皮膚《ひふ》の知覺《ちかく》、筋覺《きんかく》及び内臓感覺《ないぞうかんかく》を綜合《さうがふ》した、全身《ぜんしん》的有機感《いうきかん》覺《かく》によつてその經路《けいろ》を定《さだ》めたものです。從つて特に神經系《しんけいけい》には關聯《くわんれん》が深いものであります。

郄門―胃出血、衂血、ヒステリー
曲澤―心臓、氣管支、胃(嘔吐)
天泉―心臓(内膜炎)
天地―心臓、脳、腋下腺

●手の陽明大腸經 (指先ヨリ)

商陽―氣管支、脳、扁桃腺、口腔、下歯
二間―咽頭、扁桃腺、歯
三間―肺、下歯、腸
合谷―腫物一切、耳、鼻、頭
陽谿―脳、耳
偏歴―鼻、耳
温溜―口腔
下廉―下腹部、氣管支、乳
上廉―脳、氣管支
三里―歯、頭部、淋巴腺、脳

要《えう》するに、四肢《し》の屈側《くつそく》に陰性《かんせい》的の脈《みやく》をおき、伸側《しんそく》に陽性《ようせい》的の脈をおいたものです。その各部《かくぶ》の感覺《かんかく》の連絡線《れんらくせん》が經絡《けいらく》なのです。そして經穴《けいけつ》とは、この經絡の内で、特《とく》に筋肉《きんにく》の谷間《たにま》、關《くわん》節《せつ》の窩《あな》、皮膚《ひふ》神經《しんけい》が筋肉から現《あら》はれてゐるところ、筋肉神經《きんにくしんけい》の幹部《かんぶ》、皺襞《すうへき》の間等《あひだなど》、特《とく》に身體《からだ》の物理《ぶつり》的機構《きこう》の上《うへ》から言つて弱點《じやくてん》(急所《きふしよ》)になつてゐるところが、特に外部《がいぶ》の病的刺戟《びやうてきしげき》に冒《おか》され易《やす》いのです。心理的《しんりてき》には空隙感《くうげきかん》のある處ですから、これを穴《けつ》と名付《なづ》けたものです。

經絡《けいらく》及び經穴《けいけつ》は何人《たれ》でも體驗《たいけん》し得《う》る心理的事實《じじつ》であります。これは鍼《はり》のヒビキを經驗《けいけん》した人にはよく解りますし、又指壓療法に於て、少し研究的《けんきうてき》にこれを行ひますと實驗的《じつけんてき》に證明《せうめい》出來ます。即ち經穴は、血管《けつかん》、神經《しんけい》、その他の反應《はんおう》を綜合《そうごう》した

曲地—脳、肋膜
肘髎—肺
五里—肺、氣管支、頭
臂臑—頭部、淋巴腺
肩髃—脳
巨骨—齒　（以上背面）
天鼎—扁桃腺、咽喉
扶突—氣管支、舌
禾髎—鼻、耳
迎香—鼻、氣管支　（以上前面下部ヨリ）

△手の太陽小腸經　（指先ヨリ）

少澤—頭、心臓
前谷—脳、鼻、食道
後谿—鼻、耳
腕骨—脳
陽谷—脳、耳、口腔
養老—神經痛、麻痺

急所なのですから、この經絡によつて直接《ちよくせつ》に、又は反射誘導《はんしやいうどう》的に施術《せじゆつ》を行《おこな》ひ、全身《ぜんしん》の機能《はたらき》を調節《てうせつ》することが出來るものであります。現在《げんざい》の治療家《ちれうか》は多くは暗默《あんもく》の間《あひだ》に之を行《おこな》つてゐます、と言ふよりも、實際《じつさい》の經驗《けいけん》から得た方法《はうはふ》が自然《しぜん》に其處《そこ》へ行くのだと言つた方が適當《てきたう》なやうであります。

殊《こと》に脊椎《せきつい》の兩側《れうがは》に重點《ぢうてん》を措《お》く點には、又別《べつ》にいろ／＼と神經《しんけい》的《てき》に關係《くわんけい》があります。總《すべ》て一回一回の治療を研究的に考《かんが》へて行ふと大變面白《たいへんおもしろ》い結果《けつくわ》が得《え》られるものと思ひます。これ等《ら》の點《てん》に關《くわん》してはいろ／＼述《の》べたいことが澤山《たくさん》ありますが、又の機會《きかい》にして、以下極《ご》く簡單《かんたん》に經絡《けいらく》について述べます。

×

漢方的《かんぱうてき》に言ふと經絡の循環《じゆんくわん》には色々の順序《じゆんじよ》がありますが、茲《こゝ》

支正—脳
少海—歯、肺
肩貞—耳、頭、神經痛、麻痺
天宗—神經痛、麻痺
臑兪—同
秉風—同
曲垣—同
肩外兪—同
肩中兪—氣管支（以上背面）
天窓—脳（中風、半身不隨）、耳
聴宮—耳
顴髎—顔面神經、上歯（以上正面下ヨリ）

×手の少陽三焦經（指先ヨリ）
關衝—脳
液門—脳、耳、歯、眼
中渚—脳、咽喉
陽池—子宮、間歇熱、糖尿病

ではそれ等を問題《もんだい》とせず、記憶《きおく》に都合《つごう》のよい順序で述べたいと思ひます。（以下添附《てんぷ》の圖解《づかい》を御參照《さんせう》下さい）

尚圖解《づかい》は半身《はんしん》だけになつてゐますが、何《いづ》れも左右對蹠《たいせう》的に入れるべきものを略《りやく》して片方《かたはう》だけにしてあります。又一つの圖に三脈《みやく》づゝ入れたのは、他との關係《くわんけい》を示《しめ》すためです。けれ共餘《あま》りに錯雜《さくざつ》するものは、別《べつ》にしてあります。△●×等の印《しるし》によつて經穴《けいけつ》を經絡別《けいらくべつ》に示《しめ》してあります。又○印《じるし》は、他の經絡に屬《ぞく》する經穴であります。

▼手の三陽經脈

一、陽明（大腸）經　商陽→迎香

人差指《ひとさしゆび》の力《ちから》が抜《ぬ》けると鼻《はな》が悪《わる》くなり、その結果《けつくわ》肺《はい》や腸《ちやう》が弱《よは》つ

外關—耳
支溝—肋膜、惡感、發汗過多
　腦
會宗—耳、舞踏病
三陽絡—耳、齒、寄生蟲
四瀆—同
天井—氣管支、咽喉、腦、腰
　部(神經痛)
清冷淵—神經痲痺痙攣
臑會—項部腫物
肩髎—神經痛
天髎—耳　(以上背面)
天牖—咽喉、耳、眼
翳風—耳
瘈脈—耳、眼、胃(嘔吐)
顱息—耳、氣管支、腦
角孫—眼、齒、口腔
和髎—腦、鼻
耳門—耳、齒

て來ます。即ち經脈《けいみやく》の一部分《ぶぶん》に惡《わる》い個所《かしよ》が出來ると、その經脈に屬《ぞく》する他の部分に惡い所が出來ます。これを言ひ換《か》へると、或る一部分、例へば皮膚《ひふ》及筋肉《きんにく》の虛實《きよじつ》を正常《せいじやう》に治《なほ》すことによつて、神經《しんけい》、血管《けつくわく》等に作用《さよう》し、それで腦《のう》、或は內臟《ないぞう》等の疾患《しつかん》を治《なほ》すことが出來る、といふことになります。身體《からだ》の或《あ》る一部分を調整《てうせい》することによつて全體《ぜんたい》が治《なほ》ることになり、誘《ゆう》導療法《どうれうはふ》の面白味《おもしろみ》が茲《こゝ》に出て來ます。之等に就いては別《べつ》の機會《きかい》に論《ろん》じたいと思《おも》つてゐます。

手の指《ゆび》のうちで一番知覺《ちかく》が銳敏《えいびん》なのが人差指《ひとさしゆび》です。怪我《けが》して一番出血《しゆつけつ》の多いのもこの指です。この經脈《けいみやく》が不自然《ふしぜん》になると齒《は》が疼《いた》み、頸《くび》が腫《は》れ、目《め》が黃白《きじろ》くなり、口《くち》が乾《かは》き、鼻血《はなぢ》が出、咽喉《のど》が痛《いた》み、脾臟《ひぞう》を惡《わる》くします。

聴會―耳、頸　（以上側面下ヨリ）

●足の陽明胃經（足先ヨリ）

厲兌―腦、腸（腹水、水腫）
内庭―間歇熱、腦
陷谷―眼、腸
衝陽―齒、胃、腦
解谿―腦、腸（便秘）
巨虚下廉―胃、腸、脚氣
條口―脚氣、腸
豐隆（外側）―腦、腸（便秘）
巨虚上廉―腸、脚氣
三里―胃腸、腦、眼、脚氣
犢鼻―神經痛、痲痺、脚氣
梁丘―神經痛、痲痺
陰市―頭、脚氣
伏兎―頭、脚氣
髀關―神經痛、痲痺

二、太陽（小腸）經　少澤 ―→ 聴會

この經脈《けいみやく》が不自然《ふしぜん》になると咽喉《のど》が痛《いた》み、頷《おとがひ》が腫《は》れて頸《くび》を廻轉《くわいてん》さすことが出來なくなり、肩《かた》は拔《ぬ》けるやうに痛《いた》みます。耳《みゝ》の病《やまひ》、聾《つんぼ》、目が黄《きは》み頬《ほゝ》が腫《は》れ、頸《くび》、頷《おとがひ》、肩《かた》、肘《ひぢ》の痛みなどはこの經脈の凝實《ぎやうじつ》によるものです。

三、手の小陽（三焦）經　關衝 ―→ 絲竹空

これが不自然《ふしぜん》になると耳《みゝ》が遠《とほ》くなつたり咽喉《のど》腫《は》れがします。汗《あせ》が出て、目の外眥《そとがは》が痛《いた》んだり、頬《ほゝ》、耳《みゝ》のうしろ、肩《かた》、肘《ひぢ》などの痛み、無名指《むめいし》の痲痺《まひ》等は、この經脈の凝實《ぎやうじつ》によるものなのであります。

▼手の三陰經脈

氣衝—子宮
歸來—男女生殖器全般、不妊症
水道—膀胱(尿閉)、睾丸、子宮、脫腸
大巨—腦、膀胱、腸
外陵—腸
天樞—胃腸(寄生蟲)、腎臟、子宮
滑肉門—腦、胃(出血痙攣)、腸
太乙—腸、腦、脚氣
關門—膀胱、腸(便秘)
梁門—胃腸
承滿—氣管支、胃、腸(下痢)黄疸
不容—胃(左)、氣管支、肝(右)
乳根—乳、氣管支
乳中—乳
膺窗—肺、肋膜、乳

四、手の太陰(肺)經　中府→少商

これが凝實《ぎやうじつ》すると肺《はい》が惡《わる》くなります。喘息《ぜんそく》を起し、肩が張《は》り胸《むね》が塞《つか》へ、腕《うで》が痛む、風《かぜ》を引き易《やす》くなる、汗《あせ》が出すぎ、ひどくなると中風《ちうふう》になります。

この經脈が虛《きよ》すると氣《き》がぬけて茫《ぼつ》となつたり、心細《こゝろぼそ》くなつたり、尿《ねう》が黄色《きいろ》になつたり、寢《ね》小便《せうべん》をしたりします。

肺病《はいびやう》、喘息《ぜんそく》になる人、中風になる人は、腕《うで》を貫《つらぬ》くこの經脈の急所《きふしよ》が弱《よは》つたり、腕《うで》が利《き》かなくなつたりします。

五、手の小陰(心)經・極泉→少衝

これが凝實すると口や咽喉《のど》が乾《かは》き、ひどくなると心臟《しんぞう》が惡《わる》くなり、脇腹《わきばら》が痛み、腕臂《うで》の內側《うちがは》が痛みます。

この經脈が虛《きよ》すると掌《てのひら》が熱《ねつ》します。「心暖《しんあたゝ》かなれば手《て》冷《つめ》たし」

屋翳—氣管支
庫房—肺、氣管支
氣戸—肋膜、氣管支、肺
缺盆—氣管支、肋膜、扁桃腺
　　頸部淋巴腺
(イ線下ヨリ)
氣舍—氣管支、扁桃腺、横隔
　　膜、頸部淋巴腺
水突—扁桃腺、氣管支、咽頭
人迎—氣管支、咽喉
(顔面外側下ヨリ)
大迎—耳
頰車—腦
下關—下顎、齒、耳
頭維—腦、眼
(顔面内側下ヨリ)
地倉—眼、口腔
巨髎—眼、鼻、齒
四白—頭、眼、鼻

といふやうに、心臓《しんぞう》が丈夫《じやうぶ》であれば手は熱《ねつ》しないものです。一體《たい》に小《こ》指《ゆび》や無《む》名指《めいし》は人差指《ひとさしゆび》のやうに活動《かつどう》しないのが自然《しぜん》です。これを餘《あま》り活動させて手の小陰系《せうゐんけい》が凝實《ぎやうじつ》すると心臓《しんぞう》が弱くなります。

六、手の厥陰(心包)經　天池 ⟶ 中衝

これが凝實すると手が熱《あつ》くなり、腕肘《うでひち》が引《ひ》きつり、腋《わきのした》が腫《は》れます。激《はげ》しくなると胸《むね》が塞《つか》へて氣持《きもち》が惡く、動悸《どうき》がひどく、顔色《かほいろ》は赤《あか》く、目は黄《き》色《いろ》になり、煩悶《はんもん》、心痛《しんつう》等を起します。

▼足の三陰經脈

七、足の太陰(脾)經　隱(陰)白 ⟶ 大包

これが凝實すると身體《からだ》が倦重《だるおも》く、舌《した》の根《ね》が便張《こはば》り、嘔吐《おうと》を催《もよ》

承泣―同

△足の大陰脾經（足先ヨリ）

陰白―腦（失神）、腸（急性カタル）、子宮（月經過多）

大都―胃（痙攣）

太白―腸（便秘、雷鳴）、胃（痙攣、嘔吐）

公孫―腸、腦、顔面

商丘―腸（便秘）、腦

三陰交―胃、腸、腦、膀胱、子宮

漏谷―腦、脚氣

地機―子宮

陰陵泉―膀胱、尿道、脚氣、膣

血海―腹膜、子宮（出血、內膜炎）

箕門―淋疾、尿道、膀胱（遺尿）、脚氣

し、胃痛《ゐつう》、腹部《ふくぶ》膨滿《ばうまん》、よく噫《おくび》をします。かうした場合には便《べん》通《つう》をよくしなければなりません。又黃疸《わうだん》、不眠症《ふみんせう》、おこり、下痢《げり》、股膝《もゝひざ》の內側《うちがは》の腫《は》れなども、この經脈凝實によつて起るものであります。

八、足の小陰（腎）經　湧泉 ―→ 兪府

これが凝實すると、飢《う》ゑても食《しよく》を慾《ほつ》せず、顏色黑《がんしよくくろ》くなり、咳《せき》が出、血《ち》を吐《は》くことがあります。血《ち》を吐《は》いたからと言つて肺《はい》病《びやう》と限《かぎ》つたものではありません。又目が眩《くら》んで起《た》たうとすると目が見えなくなることがあり、大體に於て氣分《きぶん》が振起《しんき》せず恐怖症《きやうふせう》に陥《おちい》ります。

又口が熱《ねつ》し、舌《した》が乾《かは》き、咽喉《のど》が腫《は》れ、上氣《のぼ》せ、黃疸《わうだん》を起し、腸《ちやう》、脊《せなか》、臀部《しり》、內股《うちもゝ》の後《うしろ》などが痛み、足《あし》の裏《うら》が痛んで熱する

衝門—腸(鼓腸、痙攣)
府舍—腸(下痢)
腹結—腹膜、腸(下痢)
大横—氣管支、寄生蟲、多汗
　腸(下痢)
腹哀—胃
大包—肺、氣管支、肋膜
食竇—肺、氣管支、食道、乳
天谿—同
胸鄕—肺、食道
周榮—同
×足の小陰腎經(足先ヨリ)
湧泉—聲帶、喉頭、心臟(心
　悸亢進)腦、子宮
然谷—盜汗、膀胱(遺尿)、子
　宮(脱出)
照海—腦、子宮
水泉—腦、子宮

ことがあります。

九、足の厥陰(肝)經　太敦 → 期門

これが凝實すると、男子《だんし》は疝氣《せんき》をよく起します。女子《じよし》では小腸《ちやう》を脹《は》らし、顔《かほ》が黄色《きいろ》くなり、胸《むね》が塞《つか》へ、嘔吐《はきけ》を催《もよほ》したり下痢《げり》を起したりします。淋疾《りんしつ》もこの經脈に關係《くわんけい》があります。

▼足の三陽經脈

十、足の陽明(胃)經　頭維 → 厲兌

これが凝實すると惡寒《をかん》を催《もよほ》し、欠伸《あくび》が出、顔色《かほいろ》が黒《くろ》くなり、人厭《ひとぎらひ》になつて引込《ひつこ》み思案《じあん》となり、厭世《えんせい》、恐怖《ものお》ぢ等、禍去《くわこ》未來《みらい》のことばかり考《かんが》へて苦《く》にし、何も手につかなくなります。それが酷《ひど》くなると終《つひ》には狂氣《きちがひ》、遺精《ゐせい》、口歪《くちゆが》み、脣裂《くちびるさ》け、頸腫《くびは》れ

太谿—横隔膜、氣管支、便秘
太鐘—心臓(心悸亢進)、腦、
　腸(便秘)、子宮、淋疾
復溜—脊髄、腸、盜汗、淋疾
交信—同
築賓—腦、徽毒
陰谷—腸(鼓腸)、子宮
　(以上脚部背面)
横骨—腸、腎、膀胱、淋疾
太赫—生殖器
氣穴—腎臓、膀胱、女子生殖系
四滿—腸(疝痛)子宮(不姙症)
中注—腸(便秘)子宮(不姙症)
肓兪—胃(痙攣)、腸(便秘)、
　子宮(不姙症)
商曲—胃(痙攣)腸間膜 膀嚢
石關—胃(痙攣) 腸(便秘)、
　淋疾、子宮(充血、痙攣)
陰郄—肺、肋膜 氣管支、腸

水腫《むくみ》などを起し、胸《むね》、腹《はら》、股《もゝ》、膝《ひざ》、足裏《あしのうら》等が疼《いた》み、中指《なかゆび》に痛みが起り、胸《むね》がやけて腹《はら》が馬鹿《はか》にすきます。尿《ねう》が黄色《きいろ》になつて來ると病氣が起る前兆《ぜんちやう》です。

これが虚《きよ》すると身體《からだ》が冷《ひ》へて腹《はら》が脹《は》つて來ます。

十一、足の太陽(膀胱)經　晴明 ⟶ 至陰

これが凝實すると頭痛《づつう》が甚《はなは》だしく、項頸《うなじ》が張《は》り、腰《こし》が折《お》れるやうに痛みます。また股《もゝ》が硬張《こはば》つて脊《せな》の中央《ちうおう》まで應《こた》へ、咽喉《のど》が結《むす》ばれ、腓腸《こむら》が裂《さ》けるやうに痛みます。痔疾《ちしつ》、狂氣《きちがひ》、癲癇《てんかん》も亦この凝實《ぎやうじつ》によるものです。

この經脈の凝實は、全身的《ぜんしんてき》に、特《こと》に内臓神經《ないぞうしんけい》に及《およ》ぼす影響《えいきやう》が深《ふか》いものです。内臓《ないぞう》の機能障碍《きのうせうがい》は多くはこの經脈の凝實に深い因果的《いんぐわてき》の關係《くわんけい》があります。

百一

膽嚢

通穀―胃(嘔吐)
幽門―胃(擴張、酸過多)、肋膜、眼、氣管支、肝臓
步郎―氣管支、鼻、食道、胃(嘔吐)、乳腺、心臓
神封―乳腺、心臓
靈墟―同
神藏―肺、氣管支、肋膜、食道、胃
彧中―同
兪府―同

(以上胸腹部下ヨリ)

㋾足の厥陰肝經(足先ヨリ)

太敦―腸(鼓腸、疝痛、便秘)膀胱(遺尿)、陰莖、淋疾、子宮(月經過多)
行間―脳、腹膜、心臓(心悸

十二、足の少陽(膽)經　前關 ―→ 竅陰

これが凝實すると、耳《みゝ》が聴《きこ》へなくなり、咽喉《のど》が脹《は》れ、目の外《がい》背《し》が痛み、頬《ほゝ》が腫《は》れたり、耳《みゝ》の後《うしろ》、肩《かた》、腕《うで》の外側《そとがは》が痛んだりします。

十三、督脈經　長强 ―→ 齦交

これが凝實すると疝氣《せんき》、淋疾《りんしつ》、痔疾《ちしつ》等が起ります。

十四、任脈經　會陰 ―→ 承漿

これが凝實すると男子《だんし》は疝氣《せんき》、女子《じよし》は白帯下《こしけ》を起します。

×

以上極《ご》く簡單《かんたん》に、病名《びやうめい》でなくて症狀《せうじやう》を竝《なら》べてみました。尚各經穴については、上欄《らん》に夫々應用《おうよう》すべき疾病《やまひ》の個所《かしよ》を解說《かいせつ》して御參考《さんこう》に供《きやう》しました。

亢進）、脊髓

太衝―下腹（痙攣）、子宮（出血）、淋疾

中封―膀胱、十二指腸、黃疸胃、全身痲痺、淋疾

三陰交―腸、腦

蠡溝―腸（疝痛、痙攣）、心臟（心悸亢進）膀胱（尿閉）

中都―腸、心臟、脊髓

膝關―神經痛

曲泉―腸、膀胱、尿道（尿閉）

陰包―膀胱、尿道（尿閉）子宮

五里―氣管支（感冒）、腦

陰廉―子宮（不姙症）、淋疾

急脈―腦、淋疾

章門―腸（雷鳴、寄生蟲）、腹膜氣管支、胃（嘔吐）、黃疸

期門―肋膜、腎臟、氣管支、腹膜

この各經脈《けいみやく》の凝質《ぎやうしつ》や虚脫《きよたつ》は、總《すべ》て內臟《ないぞう》の疾病《しつぺい》の反射《はんしや》によつて起るもので、それが又因《もと》となつて內臟の他の部分《ぶぶん》に疾病《しつぺい》を誘《ゆう》發《はつ》するものです。要《えう》するに、人間《ひと》の身體《からだ》は全體《ぜんたい》が有機的《いうきてき》に關《くわん》聯《れん》し合《あ》つてゐるものですから、常《つね》に一部分だけが悪《わる》いといふことはありません。一個所《かしよ》に悪い處が出來れば、必《かなら》ずそれに關聯《くわんれん》して、その經脈に凝質や虚脫が起り、他の方面《はうめん》にまで波《は》及《きつ》するのだといふことを忘《わす》れてはなりません。

×

▼十二經脈の循環

經脈は營《えい》氣の循環《じゆんくわん》する經路《けいろ》だと言はれてゐます。その說《せつ》の檢《けん》討《とう》は別問題《べつもんだい》として、その循環の順序《じゆんじよ》は次のやうに說明《せつめい》せられてゐます。何《なに》かの參考《さんこう》になりませう。

●足の太陽膀胱經（足先ヨリ）

至陰—腦、衂血
通谷—腦（眩暈、衂血、腦充血、腦貧血）
束骨—腦、耳、腫物
京骨—心臟、腦膜、間歇熱
金門—神經痛、腦
中脈—腦（中風）、子宮
僕參—神經痛、脚氣、腦
崑崙—神經痛、脚氣、衂血
附陽—胃（吐瀉）、神經痛
飛陽—肛門（痔疾）、腦
（以下イの側）
承山—胃（吐瀉）、腸（便秘）、脚氣
承筋—胃（吐瀉）、腸（便秘、痔疾）、脚氣
合陽—腸（出血）、子宮（出血）

手《て》の大陰肺經《ゐんはいけい》 → 手の陽明《やうめい》大腸《ちやう》經 →
足《あし》の陽明胃《やうめいゐ》經 → 足の大陰脾《ゐんひ》經 →
手の少陰心《せうゐんしん》經 → 手の太陽小腸《たいやうせうちやう》經 →
足の太陽膀胱《たいやうばうこう》經 → 足の少陰腎《せうゐんにん》經 →
手の厥陰心包《けつゐんしんばう》經 → 手の少陽《やう》三焦《せう》經 →
足の少陽膽《やうたん》經 → 足の厥陰肝《けつゐんかん》經 →
手の大陰肺《ゐんはい》經（に戻《もど》る）

▼奇經八脈

上述の十二經絡《けいらく》を正經《せいけい》十二脈《みやく》と言ひますが、この他に奇經《きけい》八脈といふものがあります。督《とく》脈、任《にん》脈はこの奇經《きけい》八脈に屬《ぞく》するものです。この二脈を正經《せいけい》十二に加へて後世《こうせい》十四經と名《な》づ

百四

睾丸、子宮(内膜)
委中—脳(中風)下腹(腹膜炎)
殷門—神經痛
承扶—肛門　腸(便秘)、尿閉
會陽—腸(出血)、肛門、生殖器(陰萎)、尿道(遺尿)
下髎—腸、尿道、子宮　睾丸
中髎—同
次髎—同
上髎—腸(便秘)、尿道(尿閉)子宮(内膜)、睾丸
白環兪—腸(便秘)、尿道(尿閉)、子宮
中膂内兪—膀胱、尿道、腸、子宮
膀胱兪—膀胱(遺尿)、腸(下痢)、尿道(尿閉)、子宮
小腸兪—腸(疝痛、下痢、便秘)肛門、淋疾、子宮

けたものであります。奇經八脈の名稱《めいしよう》と起終《きしう》を擧げると

任脈	會陰	→	承漿
督脈	長強	→	齦交
衝脈	横骨	→	幽門
帶脈	章門	→	維道
陰維	築賓	→	廉泉
陽維	金門	→	本神
陰蹻	然谷	→	睛明
陽蹻	中脈	→	風池

この奇經八脈については、第三篇「經絡と療術」の節に改めて述べます。尚これの他に「阿是の奇穴」といふものがあります。又經絡の交會する處にある經穴は治療上大變奏效するところですが、これも第三篇で述べたいと思ひます。

大腸俞—腸、膀胱、腎臟、淋疾、尿道、脚氣
腎俞—腎臟、膀胱、肛門、淋疾、尿道、脚氣
三焦俞—胃、腸、腎臟
胃俞—胃(痙攣、嘔吐、出血)腸(雷鳴)、肝臟(肥大)眼(夜盲)、食道
脾俞—胃(痙攣、嘔吐、出血)腸(下痢)、十二指腸、食道
膽俞—發熱、惡感、腦、膽嚢食道、肋膜
肝俞—膽嚢、十二指腸、胃(痙攣、出血)、氣管支
膈俞—心臟、肋膜、氣管支、胃、食道、盗汗
心俞—心嚢、心臟、食道
厥陰俞—心臟、食道、肺

癇症疝氣論(附語)

背中の腰痛で病氣を診る法
アルコール檢診法

本書《ほんしよ》に謂《い》ふ癇症疝氣論《かんせうせんきのろん》では、肩背《けんぱい》から腰臀部《えうでんぶ》へかけての身體《しんたい》背部《はいぶ》の筋肉《きんにく》の縮急《しゆくきふ》が、これ等の症狀《せうじやう》の原因《げんいん》であると申《まを》してゐます。確《たし》かに、背中《せなか》の筋肉《きんにく》が硬變《こうへん》又は攣縮《れんしゆく》しますと、譯《わけ》の解《わか》らない症狀《せうじやう》が出て來ます。「氣《き》のせいだよ」とよくお醫者《いしや》さんに言はれる中年《ちうねん》の婦人《ふじん》の病氣など、どうにも手のつけられないものがあります。

ところでこの背中《せな》の筋肉の凝《こ》りはさうした症狀《びやうき》の直接《ちよくせつ》の原因《げんいん》ではありますが、實際《じつさい》を申しますと、かうした凝質《ぎやうじつ》が起《おこ》るには他に原因《げんいん》があります。その原因と申しますのは、

肺兪—肺(出血)、氣管支、肋膜、心臓、脾臓、食道、脳
風門—肋膜、肺、氣管支、食道
大杼—氣管支、肺、脳
(以下ロの側下ヨリ)
委陽—肛門(痔疾)、脳
浮郄—腸(便秘)
秩邊—膀胱、子宮
胞肓—腸、尿道(尿閉、淋疾)
肛門、睾丸、子宮
志室—生殖器(腫物、諸瘡)、
腎臓、淋疾、子宮
肓門—胃(痙攣)腸(常習便秘)
胃倉—食道、胃(嘔吐)、小腸
肝臓、腎臓
意舎—食道、胃(嘔吐、痙攣)
陽綱—肝臓(右)、肋膜、胃腸
魂門—同上及ビ心臓
膈關—食道、腸

一、内臓《ないぞう》の病氣《びやうき》のため
一、不自然《ふしぜん》な生活《せいかつ》のため
一、姿勢《しせい》の正《たゞ》しくないため
一、過勞《くわらう》の加重《かぢう》による全身的疲勞《ひろう》のため

などが考《かんが》へられます。即ち無理《むり》な生活《せいかつ》をしますと、その疲《つか》れがみな背中《せなか》に集《あつ》まつて來るのであります。そして筋肉《きんにく》を凝《こ》らして終《しま》ふのであります。かうなりますと、藥《くすり》を服《の》でも最早致《もはやいたし》かたなくなります。例《たと》へば胃《ゐ》が惡いとします。さうすると、背中の或る部分《ぶぶん》が重《おも》くなります。段々鈍痛《だんだんどんつう》を覺《おぼ》へるやうになります。それが上昇《じやうせう》して肩《かた》が凝《こ》つて來ます。次には後頸《くびのうしろ》が張《は》つて來て、頭《あたま》をうしろへ引《ひ》つぱられるやうになります。眩暈《めまい》がしたり、頭痛《づつう》がしたりして來ます。こんなときに頭痛《づつう》の藥

意譆—心臓、食道、腦
神堂—心臓、氣管支
膏肓—肺、氣管支、腦、食道
魄戸—氣管支
附分—肺
（以下頭部後面下ヨリ）
天柱—腦、咽喉、眼、鼻
玉枕—腦、眼、鼻
絡却—腦、耳
（以下顔面上ヨリ）
通天—鼻、氣管支
承光—腦、鼻、眼、心臓
五處—腦、眼、發熱
曲差—腦、頭熱、眼、鼻
攅竹—眼、腦
睛明—眼

△督脈經（下ヨリ）
長強—肛門、腦、腸（出血、膀

を服《の》んでも効《き》くものではありません。一時の鎮痛《ちんつう》は出來ますがこれは矢張《やは》り胃を根本的《こんぽんてき》に治《なほ》さねば本當《ほんたう》ではありません。胃《ゐ》ばかりではありません。肝臓《かんぞう》の機能《はたらき》が弱《よは》つても、呼吸器《こきうき》が惡《わる》くても、子宮《しきう》が惡くても、……何處《どこ》が惡くてもその反射《はんしや》が背中《せなか》に現《あら》はれるものであります。而もその反射《はんしや》には因果關係《いんがくわんけい》がありまして、その果《か》が又因《いん》となつて、他の内臓《ないぞう》の機能《はたらき》を惡くしますから、人間《にんげん》の身體《からだ》のどこか一個所に故障《こせう》があると、やがては全身《ぜんしん》の機能《はたらき》に障碍《こせう》が起るのであります。

このことにつきましては、生理學的《せいりがくてき》に充分説明《じゆうぶんせつめい》がつくことでありまして、殊《こと》に植物性神經《しよくぶつせいしんけい》（内臓《ないぞう》の機能《はたらき》を司《つかさど》る神經《しんけい》、内臓《ないぞう》神經《しんけい》とも申します）の關係《くわんけい》が詳《くは》しく解《わか》つて來るに從《したが》つて、いろ〳〵のことが説明《せつめい》づけられるやうになつて來てゐます。以《い》

汁下痢)、膀胱(遺尿)
腰兪―子宮(月經閉止)
陽關―腸(鼓腸、下痢)
命門―腦、腦膜、腸(疝痛)、
　肛門
懸樞―腸(急性カタル)、胃
脊中―膽囊、腸(出血、鼓脹)
　肛門
中樞―腦
筋縮―同
至陽―胃、膽囊(黃疸)、腸
靈臺―氣管支、肺
神道―腦
身柱―腦、氣管支、鼻(出血)
陶道―間歇熱
大椎―間歇熱、肺(出血)、胃
　(嘔吐)、膽囊(黃疸)、腦
(以下頭部背面)
瘂門―舌、咽喉、腦膜、衂血

前《ぜん》はたゞ事實《じじつ》だけであつたことが、どんな理窟《りくつ》やさんでも納《なつ》得《とく》の行く說明《せつめい》が出來るやうになりつゝあります。

序《ついで》に申上げますが、「筋肉《きんにく》の凝《こ》り」といふことも段々《だんだん》生化學的《せいくわがくてき》に說明《せつめい》が出來るやうになつて來てゐます。又筋肉《きんにく》を刺戟《しげき》することによつてその凝《こ》りが解《と》ける譯《わけ》、又交感神經《こうかんしんけい》や副交感神經《ふくこうかんしんけい》を皮膚《ひふ》の外表《そと》から刺戟《しげき》して內臟《ないぞう》の機能《はたらき》を亢進《こうしん》させたり抑壓《しづめ》たりすることが出來ることも解《わか》つて來てゐます。要《えう》するに、今《いま》までは「効果《こうか》はあるが說明《せつめい》が出來ない」のでしたが、これ等のことが段々《だんだん》明瞭《あきらか》に解決《かいけつ》づけられようとしております。

▼背中で病氣を診る法

これは研究《けんきう》すると大變面白《へんたもしろ》いものであります。特《とく》に脊柱《せはね》の關《くわん》

脊髓

風府—腦、衂血、膽嚢(黄疸)
腦戸—腦、耳
强間—腦、胃(嘔吐)
後頂—腦
(以下前面額部上ヨリ)
百會—腦(中風)、鼻、神經衰弱
前頂—腦、顏面、水腫
顖會—腦、鼻(出血)、顏面充血
上星—顏面充血、衂血、腦
神庭—腦(眩暈)、鼻、涙腺、胃(嘔吐)
素髎—鼻、涙腺、衂血
水溝—膵臟(糖尿病)、腦(中風)、水腫
兌端—腦
齦交—鼻、涙腺、眼

●足の少陽膽經(足先ヨリ)

係《けい》、ヘツド氏の知覺過敏點《ちかくかびんてん》の關係、督脈經《とくみやくけい》及びその兩側《りようがは》の筋《きん》肉《にく》の攣縮《れんしゆく》と緊張《きんちやう》、神經《しんけい》の興奮《こうふん》と萎縮《いしゆく》等、夫々《それぞれ》深《ふか》い關係があり ましして簡單《かんたん》には申し盡《つく》すことは出來ません。

(脊椎兩側の壓痛と病氣の關係)

胸椎の三—六	呼吸器病
同　一—四の左側	心臟疾患
同　四—一〇	胃　病
同　一〇—一二左側	胃潰瘍
同　十二の右側	膽囊結石
同　四—六	肝臟疾患
腰椎　四・五	骨盤内の病氣

といふやうに、大體疾病《やまひ》のある臟器《ざうき》の稍上方《やゝうへのはう》の背部《せな》に壓痛《いたみ》があります。これを御研究《しらべ》になりますには、ヘツド氏知覺過敏《ちかくかびん》帶圖《たいづ》及脊髓反射診斷圖《せきずいはんしやしんだんづ》を參考《さんこう》になさることをおすゝめ申上げ

竅陰—食道、腦
夾谿—肺、心臓、耳
地五會—腋下、乳
臨泣—腸、肺、心臓
丘墟—腸(神經性痛)、心臓
肺(呼吸困難)
懸鐘—肋膜、胃、脚氣、扁桃腺
子宮、膀胱、直腸、衂血
陽輔—子宮、膀胱、直腸
光明—腦
外丘—肋膜、腦
陽交—氣管支、肋膜、腦、顔
面(浮腫)
陽陵泉—腦(中風)、腸(便秘)
顔面浮腫、脚氣、舞踏病
陽關—神經痛、麻痺
中瀆—腦(中風)
環跳—同
日月—腎臓、腦、子宮、胃

たいのであります。

▼アルコール檢診法

この知覺過敏帶《ちかくかびんたい》といふものは經絡《けいらく》に密接《みつせつ》な關係《つながり》がありまして對照《たいせう》して御研究《しらべ》になると趣味《しゅみ》と實益《じつえき》の盡《つき》きないものがあります。經絡《けいらく》の方は中々複雜《ふくざつ》しておりますが、過敏點圖《かびんてんづ》は一見《けん》して了解《れうかい》が出來て比較的記《ひかくてきき》憶《おく》し易《やす》いものです。先づこれを大體《たい》頭《あたま》に入れて頂《いただ》きます。

アルコールを脫脂綿《だつしめん》に浸《ひたし》ましたもので、背中《せな》を肋骨《ろつこつ》の方向《はうこう》に沿《そ》つて、輕《かる》く手早《てはや》く一體《たい》に摩擦《まさつ》、發赤《はつせき》さします。そして暫《しばら》く見《み》てゐますと、發赤《はつせき》した部分《ぶぶん》が段々《だんだん》消へて地肌《ちはだ》の色《いろ》に還《かへ》りますが、知覺過敏《ちかくかびん》の點《てん》は他の部分《ぶぶん》よりも發赤《はつせき》の程《ど》が強《つよ》くて、あ

輒筋—食道、胃、唾液腺、舌腹膜
淵腋—氣管支
(以下イ線下ヨリ)
居髎—腸、膀胱、子宮
維道—胃、腸、子宮
五樞—子宮、睾丸
帶脈—子宮
京門—腎臓、腸
(以下ロ線下ヨリ)
肩井—腦(中風、神經衰弱)、子宮(出血)、肺
風池—腦(中風、神經衰弱)、鼻(出血)、間歇熱、咽喉、眼、耳
腦空—肺、心臟(心悸亢進)
承靈—鼻(出血)、氣管支(發熱、惡寒)

とまで赤《あか》く殘《のこ》ります。但《しか》しいつまでも赤《あか》くなつてはゐませんから、早《はや》く見定《みさだ》めることであります。その部分《ぶぶん》に關聯《くわんれん》した内《ない》臟《ぞう》の部分《ぶぶん》に疾病《やまひ》があるのであります。

×

この他色々《ほかいろいろ》ありますが、他の機會《とき》に讓《ゆづ》りまして次にヘッドの知覺過敏點圖《ちかくかびんてんづ》及び脊髓反射療法《せきずゐはんしやれうはふ》の大略を添へてこの附錄《ふろく》を終《をは》ります。どの項《こう》もその戸口《とぐち》を覗《のぞ》いたばかりです。戸口《とぐち》へまで御案内《あんない》中上げたのでありますから、その内部《なか》の御探求《しらべ》は諸氏《しよし》の御心委《こゝろまか》せに致《いた》したいのであります。

（以下ハ線上ヨリ）
浮白—耳、食道、氣管支、扁桃腺
竅陰—脳膜、耳
完骨—顔面浮腫、齒、脳（中風）
（以下ニ線下ヨリ）
瞳子髎—眼
絲竹空—同
（以下ホ線上ヨリ）
正營—脳、齒
目窓—眼、顔面浮腫、脳、鼻
臨泣—眼、脳、鼻、悪寒
陽白—眼
本神—脳
頷厭—脳、眼、耳
懸顱—眼、齒、脳
懸釐—眼、顔面、間歇熱
曲鬢—神經痛

ヘッドの知覺過敏點

ヘッドと言ふのは人の名前《なまへ》であります。英國《えいこく》のロンドン・ホスピタルの内科醫《ないかゐ》ヘッド氏が可成《かなり》深《ふか》く研究《けんきう》しまして、その後色々の人によつて現在《げんざい》のやうなものになつた研究です。それでヘッド氏の名前をつけて「ヘッドの知覺過敏點《ちかくかびんてん》」と呼《よ》ばれてゐるものであります。

凡て内臓《ないぞう》に疾病《しつぺい》があると、その臓器《ぞうき》に分布《ぶんぷ》する神經《しんけい》の關係で一種の反射作用《はんしやさよう》から一定の皮膚《ひふ》に知覺《ちかく》の過敏《かびん》な點が出來ることを證明《せうめい》したのがこのヘッド氏であります。内臓《ないぞう》の疾病《しつぺい》によつて發した刺激《しげき》は、脊髄《せきずゐ》や脳《のう》に傳達《でんたつ》せられる以外に、隣接《りんせつ》した神經から傳搬《でんぱん》せられて、その神經の末端《まつたん》の皮膚からの刺戟《しげき》

△任脈經（下ヨリ）

會陰—生殖器、尿道、子宮、肛門　溺死
曲骨—生殖器・膀胱、淋疾、尿閉、子宮（出血、腫脹）
中極—生殖器、膀胱、子宮
關元（丹田）—腸（出血）、腎臟睾丸、子宮（淋疾、尿閉）
石門（丹田）—腸、胃、子宮、水腫、腸出血、盲腸、腸間膜、腦、淋疾
氣海（丹田）—腦、盲腸、腸（出血、下痢、水腫、膨脹
陰交—腸、子宮、膣、尿道、腦雷鳴）、脫肛
神闕（臍）—腦（溢血）、腸、脫肛
水分—腸（鼓腸、疝痛、雷鳴）胃、腦

のやうに感《かん》じられ、そこに過敏が生ずると言ふのであります。

この過敏點は、經穴《けいけつ》と大變一致《ち》する點《てん》があります。

この過敏點の檢出法《けんしゆつはふ》としては色々の方法があります。殊《こと》に電《でん》氣的《きてき》の方法によると大變敏感正確《せいかく》に行《おこな》はれますが、一番手輕《てがる》な方法としてはアルコール拂拭法《ふつしきはふ》があります。即ち、アルコールを浸《した》した脫脂綿《だつしめん》で皮膚を摩擦拂拭《まさつふつしき》しますと、過敏部位《よゐ》は發赤《はつせき》します。その發赤反應《はんおう》と、指壓《しあつ》による壓痛點《あつつうてん》の檢査《けんさ》、そして他の主訴《しゆそ》を綜合《そうごう》しますと疾病の部位が知得出來《ちとくでき》ます。

このヘッドの知覺過敏點は、元來《がんらい》は診斷用《しんだんよう》として研究せられたものですけれ共、その過敏になつた皮膚の部位《よゐ》に強《つよ》い刺戟《しげき》を與《あた》へますと、疾病の興奮《こうふん》が鎭靜《ちんせい》します。このことは既《すで》に多くの術者《じゆつしや》が應用《おうよう》してゐられることでせう。またいろ〱とそ

下脘—胃、腸、血尿
健里—胃(嘔吐)、橫隔膜痙攣
中脘—胃出血、腸、腹膜、腎臟
上脘—胃(出血)、腸、腹膜、
腎臟、氣管支、心臟、腦
巨闕—心臟、氣管支、橫隔膜
胃
鳩尾(水落)—心臟、胃、腦
中庭—肺、氣管支、扁桃腺、
咽喉、舌、食道
膻中—食道、乳、氣管支、胃
出血
玉堂—肋膜、氣管支、咽喉、
舌、扁桃腺、食道
紫宮—食道、肺、氣管支、胃
出血
華蓋—氣管支、肺、扁桃腺、
咽喉、賁門
璇璣—肺、扁桃腺、氣管支、

の理論《りろん》もありますが、それは簡單《かんたん》には說明《せつめい》も出來ませんし、本書の目的《もくてき》は理論を說《と》くことではなくて、實際《じつさい》を示《しめ》すといふことにありますから、それ等は割愛《かつあい》して他の機會《きかい》に讓《ゆつ》り、左に過敏點《かびんてん》と經絡《けいらく》との關係圖《くわんけいつ》を揭出し、解說《かいせつ》を添《そ》へて御參考に供《けふ》します。

(C 頸髓、D 胸髓、L 腰髓、S 薦髓、何れも知覺神經の分布區域の關係を示し、數字はその神經根の番號を示す。即ち C_8 と言へば頸髓の三番目の神經分布區域)

疾病部位	過敏部位	相當する經絡
心臟	C_{1-4} D_8	氣舍、少海、雲門、屋翳、膺窓、風池 大杼、肺兪、膏肓、心兪、少海、雲門 屋翳
肺臟	D_{1-7}	膺窓、歩廊、食竇、幽門、大杼、肺兪 膏肓、心兪、膈兪、肝兪、陽綱

咽喉、舌

天突—顔面、氣管支、咽喉、

扁桃腺、舌、食道

廉泉—氣管支、咽喉、食道（嘔吐）

承漿—腦（中風）、顔面浮腫、

膵臓（糖尿病）、齒、舌

（言語不能）

（以上主として疾患部を記入しました。病名は記入してありませんが、各部に於けるその疾患に應用して下さい——圖解は別刷として添附してあります）

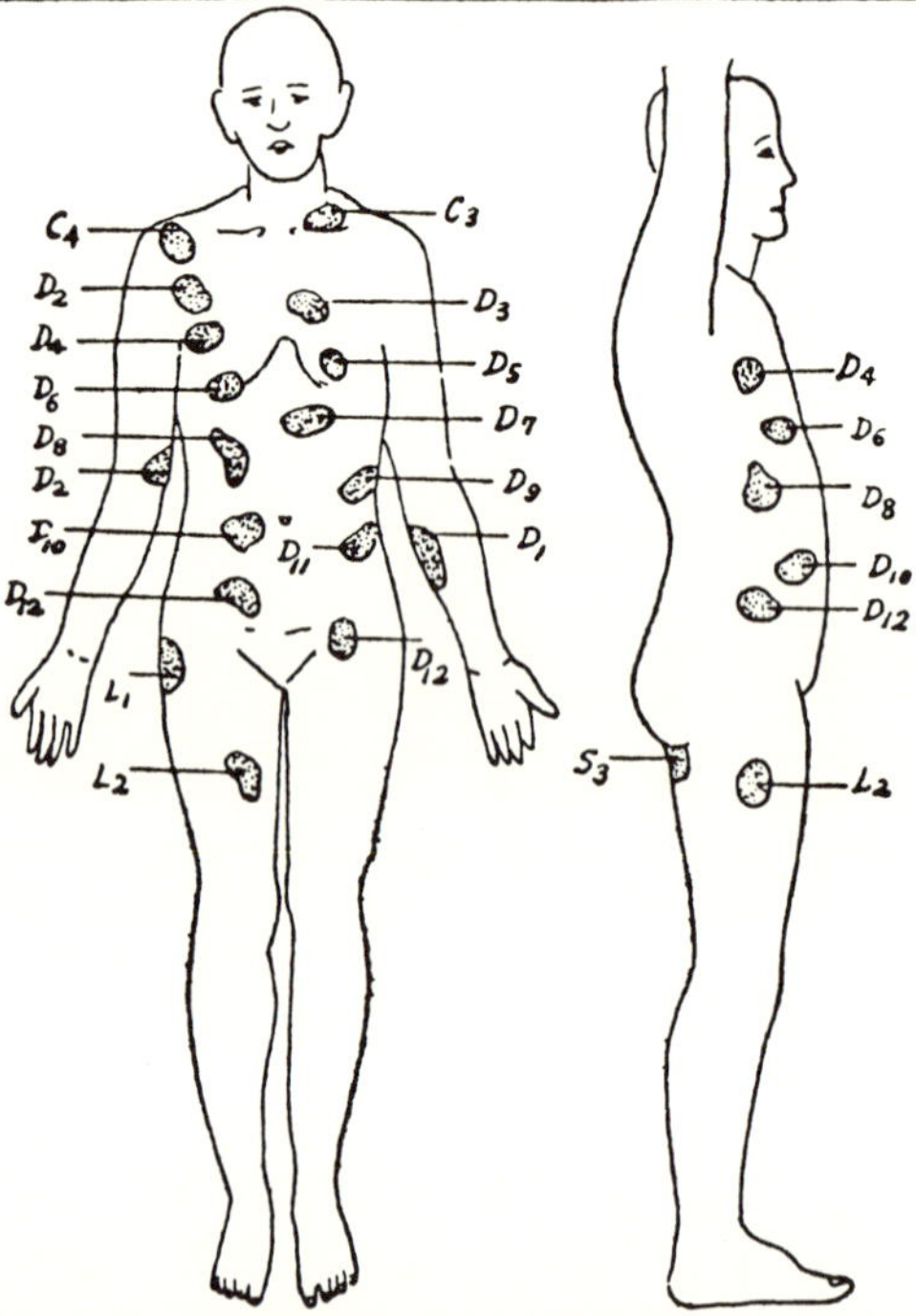

巻末にそへて

餘りに多くのことを語らうとすると結局は纏りのないものになります。それよりも、一つの點を覗つて、そこに各方面から焦點を合せますと、それが立體的に浮み上つて來ます。そんな氣持から、色々な方面から寄せ集めたのが本書です。はたして私の覗つてゐるものに焦點がうまく集中せられたかどうか？　焦點が何であつたかどうか、それは私からは申上げません。諸氏の御賢察に委せます。兎に角、何か一つの立體像が浮み上つ

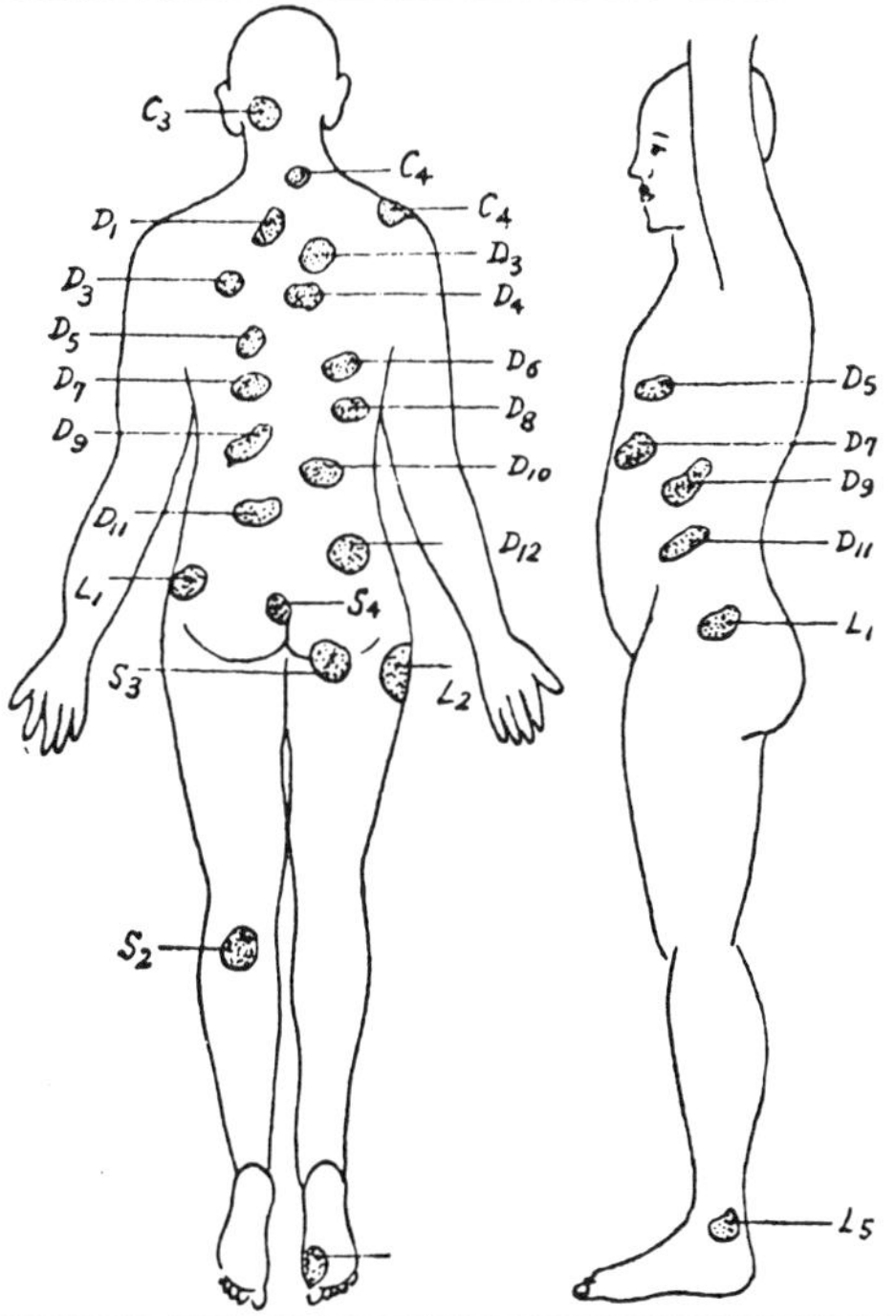

て呉れゝばそれで私の願望は達せられます。

×

本書に過大な期待を抱いてゐられたとすれば、その方は落膽せられることでせう。この書は、諸氏に「話題」を提供するものであります。

×

最初の計劃では註釋をつけるといふ心積りでした。だが、それは潜越至極、この書を冒瀆するやうな氣がします。下手な説明は却つて原文の味を惡くします。そこで原文に平行して、欄外に景物を添へたわけなのであります。

食道	D_{5-6} D_8	歩廊、食竇、章門、京門
乳腺	D_{4-5}	膺窓、歩廊、心兪、膈兪
胃	D_6 D_{8-9}	食竇、章門、京門、肝兪、痞根、肓門
腸	D_{10-12}	帶脈、五樞、衝門、痞根、肓門、志室、小腸兪、胞肓
肝臓	D_{7-12}	幽門、章門、京門、帶脈、陽綱、痞根、肓門、志室
腎臓及輸尿管	D_{11} L_1	帶脈、五樞、氣衝
膀胱	S_{2-4}	犢鼻、殷門、會陽
睾丸又ハ卵巣	D_{10}	帶脈、志室
子宮	D_{10-12} L_1	帶脈、五樞、衝門、氣衝、志室、小腸兪、胞肓
子宮口	S_{1-4}	大白、犢鼻、殷門、會陽

(肋膜疾患の反射は現れません。頭部は除く)

珍らしい挿繪のある書物、變つた體裁の書物、趣味を發ふ體のものとして、飾りにしては貧弱ですが、貴下の机上に一つの香ひとして備へて頂ければ幸甚であります。

×

私の父は自如道人と自から號しまして、半ば道樂から、半ば眞劔に、漢方醫學と謂ひますか、民間療法と謂ひますか兎に角いろいろな方面の書物を集めては讀み耽つてゐました。時には仲々理窟も申しました。自慢も致しました。だが、父には少しの職業的意識といふものがありませんで

脊髄反射衝動（スポンデロテラピー）

內臓の或る器官に異常が起きますと、交感神經或は副交感神經の異常興奮或は委縮となり、それが脊髄神經に反射して皮膚の知覺に異常を來たす、といふことはヘツドの知覺過敏點の說明で一寸述べましたが、これ等の反射は、交感神經節を介して反射せられ、從つてその神經節と結合する脊髄神經の前後各根に異常を起します。その反應がそれぞれ遂には脊椎そのものゝ異常になつて現はれます。これを逆に、脊髄の一定の部を刺戟しますと、それ〴〵の所屬する內臓部に反射して、交感神經の興奮や鎭靜が起り、それが內臓の機能を促進させたり、興奮してゐるものを鎭靜させたりします。これをいろ〳〵と研究したのが「脊髄反射療法」と謂はれるものです。植物性神經の學問は最近發達して來たもので、交感神經の系統は可成詳しく判明して來てゐますが、副交感神經（迷

した。かうして、研究と謂ひますか、蒐集と謂ひますか……兎に角漫然と讀み、書き、集めしてゐましたが、それには目的意識と申しますか、さうしたことによつて巳を利さうとする心がなかつたのであります。ですから「それは道樂だ！」と私は父によく申しました。

——だが、その道樂であつたところに、雜然といろんなものが集つてゐるところに面白味があります。

×

昨昭和十五年一月父は七十三歳で歿しました。父の歿後、

走神經）の方は、その名の示す通り、迷走してゐて、何處へ走つてゐるのやら、まだ〳〵不明瞭な點が多いものです。その働きも、拮抗して、即ち一方が促進させば一方が抑制するといふやうに說明せられてゐますが、これは假說の域を完全に脫した正確な學問になる前の學說であります。或る學者によれば、元來この二つの名稱を持つ神經系統も一つのものであつて、拮抗的の作用といふものも、何かの機制によつて二つの系統に見へるやうな關係になつてゐるのではないかと言つてゐます。この方面の學問が確立せられますと、現代の醫學は可成り異つた方面に拓けて行くのではないかと思はれるところがあります。

本書に謂ふ癇症疝氣論は、結果をもとゝし、經驗に經驗を累ねた治療論の歸結を述べたものであります。現代の研究が脊柱の不正（副脫臼）及び脊椎兩側の知覺異常といふ點に段々深く進んで來てゐるのと對照して、大變面白いことであると

その經濟を整理しながら、いろ〳〵なことを考へさせられました。この父の道樂を「道樂で終らしたくない」と考へたのです。不思議にも、私も父と似よつた道を歩んでゐます。これを活かしたいものだと考へたのは偶然のことではありますまい。

×

元來祖父といふのが父變つた人間でした。祖父は七十六歳で歿しました。この祖父を私は尊敬してゐます。白髪白髭の老人で、藥のことには仲々詳しい人でした。神秘的な行をやつた人で、その盛る藥は

言はなくてはなりません。

知覺過敏、筋肉の凝結、壓痛、經絡の虚實……等々、これ等を一丸として相互の關係を、神經、筋肉、循環の方面から綜合して研究して行けば、經驗の累積である療術に就いての合理的な學問の系統が生れて來ることでありませう。

左に脊髓反射衝動と適應症を列記します。

第一頸椎　下熱、動脈硬化症、假死、呼吸困難。

第二頸椎　脈搏の不整を調整す、下熱。

第三頸椎　下熱、吃逆を制止す。肺臟を收縮す。肺を刺戟す。心臟の筋運動を鼓舞す。横隔膜（横隔膜神經）及眼の瞳孔に感受す。

第四頸椎　吃逆を制止す。肺臟を收縮す。肺出血を制止す。氣腫。横隔膜(神經)に感受す。

第五頸椎
第六頸椎　吃逆を制止す。肺臟を收縮す。肺出血を制止す。氣腫、肘の疼痛。横隔膜(神經)に感受す。

凡て神託によつて行つてゐたのを私は記憶して居ります。夜更け、燈明の光にキラ〳〵と反映する神鏡に向つて靜かに端座瞑目、そして合掌してゐた姿が今も私の眼に浮びます。何か崇厳なものを忘れ得ません。その祖父の遺した薬方がいろ〳〵あつて、私たちの家庭ではそれを信仰的に信頼しております。

一寸申し添へますが、祖母の歿したのが七十三歳、母は現在七十四歳、何故か私の家系は長命であります。

×

父の蒐集は主として薬に關す

第七頸椎　心臟、大動脈、胃、肝臟、腎臟、脾臟、膵臟、肺臟に對する動脈を收縮す。食管、結腸の脈管を收縮す。咽頭、心臟の筋及脈管を收縮す。齒咽頭、喉頭、甲狀腺、舌を刺戟す。

適應症——動脈瘤、百日咳、喀血、咽頭痛、糖尿病、心臟の機能障碍、鼻加答兒、鬱止め、臂變、或は眼、耳、鼻、肺臟の實性充血及四肢の貧血。

第一胸椎　心臟の制止。肝臟の脈管を收縮す。胃痛。

第二胸椎　心臟を急速にする。胃及肝臟を收縮する。第五胸椎神經或は眼球を刺戟する。

適應症——神經衰弱、腹腔內充血、動脈硬化症。

第三胸椎　心臟、肺臟、肋膜を擴張す。心臟を急速にす。肝臟の脈管を收縮する。乳腺を刺戟する。

第四胸椎　食管、肺臟、肋膜を擴張する。心臟を催進する。乳腺を刺戟し、膵臟の脈管、膀胱を收縮する。

るものでありました。漢方にしても、我國の醫方にしても總て「治」といふことが主題となつておりますから、藥の研究、即病體の研究、即治法の研究といふやうに、藥、鍼灸、按腹といふものは混然としてゐます。これ等が、本當の意味で混然と、各々その特長によつて適當に應用せられたなら、どんなにか治病といふことに効顯があることだらうと思ひます。

悲しい哉、今の世では、一人の人がそれを行ふことが許されてゐません。それを許されてゐる唯一の法定醫師は、殘

脊髓兩側の迫壓と內臟への反射

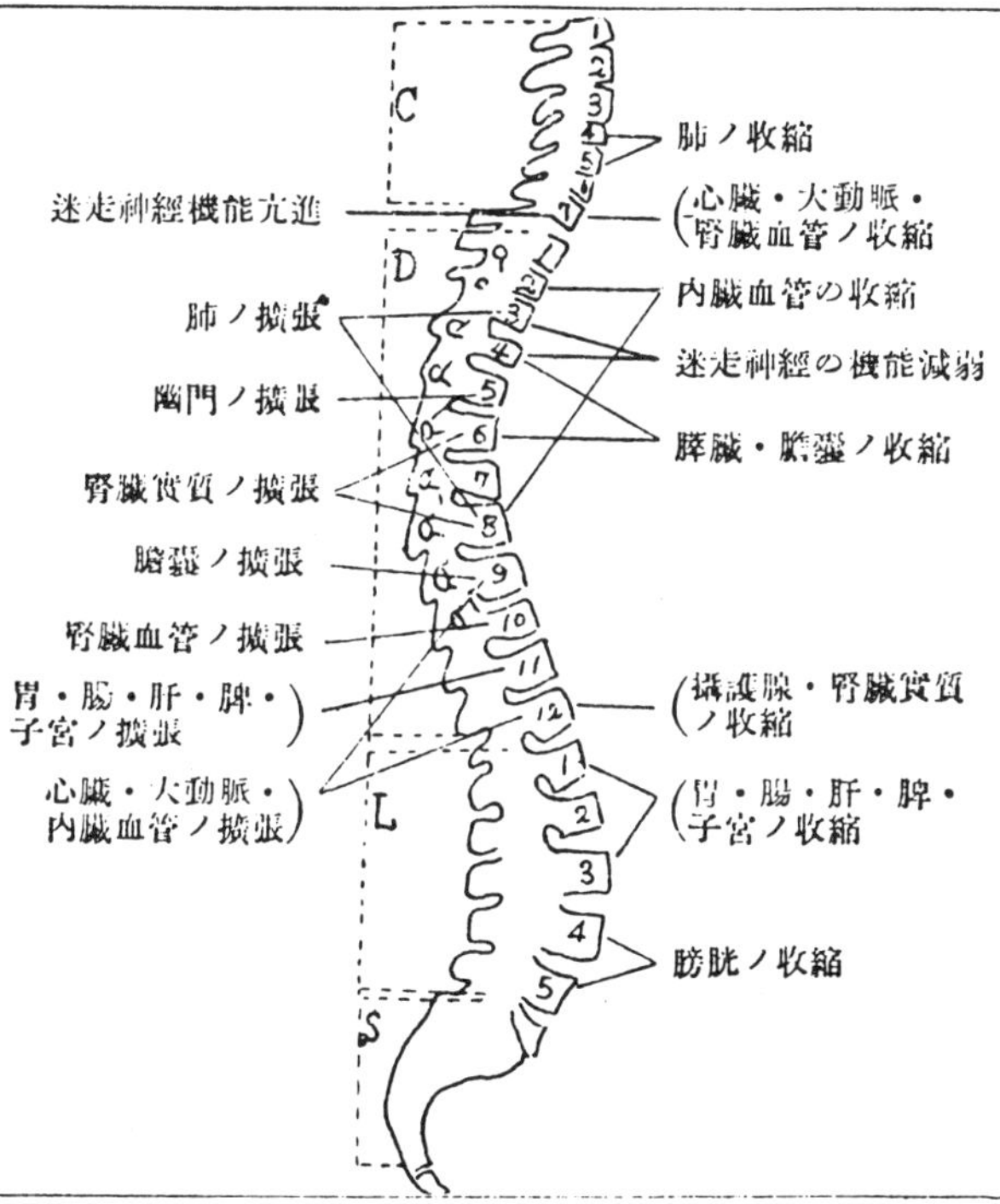

念ながらそんな面倒臭いことは御免だと許り見向いて吳れません。最近は例外の人も時折り出ては來ましたが……。それにしても、先づ第一に營利を考へない人は少ないやうであります。

營利は第二の問題なのであります。醫業は營業であつてはなりません。醫本來の目的は病苦を救ふといふことが第一でなければなりません。いや病苦を救ふといふことすら潜越であります。本來人間の身體は自から治癒に向つて努力してゐるものであります。そのお手傳ひをするのでありま

適應症——神經衰弱、腹腔內充血、喘息、遺尿症、氣管支加答兒、結核病、動脈硬化症、弱視。乳汁の分泌を增加する。

第五胸椎　肺臟、肋膜、幽門部を擴張する。心臟、胃を收縮する。心臟を催進する。膵臟の脈管を收縮する。副腎膽囊を收縮する。迷走神經を衰憊さす。

適應症——神經衰弱、腹腔內充血、氣管支カタル、膽囊炎、カタル性黃疸、胃、十二指腸。

第六胸椎　肺臟、肋膜、腎臟、呼吸器の脈管を擴張する。副腎及腎臟の脈管、膽囊を收縮する。

適應症——神經衰弱、腹腔內充血、氣管支カタル、カタル性黃疸、膽囊炎。

第七胸椎　腎臟、呼吸器の脈管を擴張する。副腎、腎臟の脈管、內臟、脈管系統を收縮する。

適應症——神經衰弱、腹腔內充血、氣管支カタル、肝臟充血。

脊椎々間孔に現はれる內臓の反應

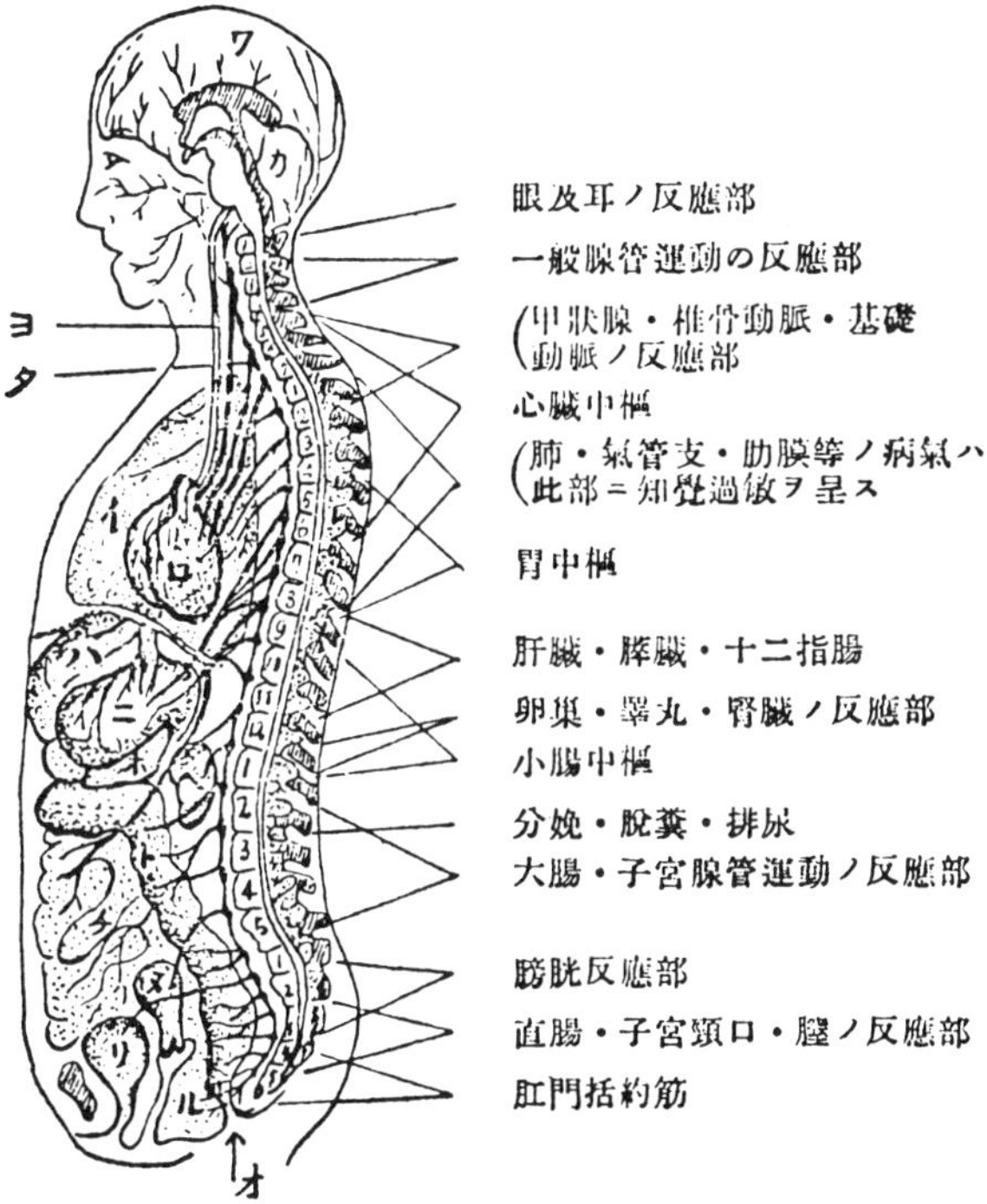

イ	肺臓
ロ	心臓
ハ	肝臓
ニ	胃
ホ	脺臓
ヘ	腎臓
ト	大腸
チ	小腸
リ	膀胱
ヌ	子宮
ル	直腸
オ	肛門
ワ	大腦
カ	小腦
ヨ	迷走神經
タ	交感神經

す。幸に奏効した結果が、結局醫者に酬ひられるのでなければなりません。勞働に對する報酬とは意味が違ふのではないかと思ひます。感謝の報酬であるべきではありますまいか。

×

大變道草を喰つたやうです。兎に角、意に滿たないながら本叢書の第一篇を世に送る――と言ふよりは同好の志に頒つに際し、今後の御聲援を希望したいと希ひます。第二篇三篇と卷を重ねるに從つて、何か一つの目的が達せられることゝ思ひ、それを念願して

第八胸椎　呼吸器の脈管、心臟の脈管を擴張、內臟を收縮

適應症――神經衰弱、腹腔內充血、氣管支カタル、惡寒を制止す。

第九胸椎　膽嚢を擴張する。膀胱、攝護腺を刺戟する。心臟の脈管を擴張、機能を增進する。

適應症――惡寒を制止する。

第十胸椎　胃、腸、肝臟、膽嚢、輸尿管、子宮、腹部及び肺臟の動脈を擴張する。蟲樣垂及び攝護腺を刺戟する。心臟及び肝臟の脈管を擴張し心臟の機能を增進する。

適應症――萎黃病、小腦性運動失調症、貧血、過食による疼痛惡寒を制止、下熱。

第十一胸椎　胃、腸、肝臟、膽嚢、輸尿管、子宮、腹部及肺臟を擴張。肝臟、副腎、攝護腺を刺戟、S字狀部を正しくす。其他腹腔內內臟の轉位を正す。

適應症――胃痛、便秘、腓腸部の疼痛。

おります。非常に多忙な生活の中から時間を割いてやつてゐる仕事でございますので、意に滿たない處が澤山あります。自分の意に滿たないものを諸氏にお頒けするのは大變誤つたことのやうに思ひますが、引續いて生れ出るものによつて、次ぎ次ぎに補足して行きたいと思ひます。

×

本書刊行に當つて、豫告と同時に御申込下さつた方々に對して厚く感謝の意を表します御希望者が豫想外に澤山ありましたことで、私はどんなに勇氣づけられましたことかしれません。

第十二胸椎　胃、腸、肝臓、膵臓、輸尿管、子宮、腹部及び肺臓の動脈を擴張。腎臓、攝護腺を收縮。心臓の脈管を擴張する。

適應症——攝護腺肥大(強刺戟)、排尿時の疼痛、便秘胃痛。

第一腰椎　胃、腸、肝臓、腎臓、脾臓、子宮、膀胱の動脈を收縮する。內轉筋反射。

適應症——胃擴張、上眼瞼下垂症、アトニー性便秘、肝充血、脾臓肥大、子宮轉位、子宮出血及び胎盤の轉位。胃痛。

第二腰椎　子宮、腸、肝臓、胃、腎臓、脾臓、膀胱の動脈を收縮する。內轉筋反射。

適應症——第一腰椎と同樣の他、排尿を催進、結腸の脈管を收縮する。

第三腰椎　同　上

第四腰椎　排便を促進す。膀胱に急効を奏す。内轉筋反射。
第五腰椎　膀胱の萎縮を鼓舞し或は強壯にする。同上。
薦椎　一・二・三　膀胱を刺激する。
同　四・五　生殖器、特に女子の生殖器を刺戟する。
尾閭骨　肛門。

尚本書は最初の豫定では、按腹圖解だけの心積りで居りましたが、いざ刊行といふ段になつて何となく物丈りないやうな氣持になりまして、附錄を追加したわけでありますが却つてそれが「按腹圖解」の名を穢すものであつたかも知れません。附錄は蛇足なのでありまず。蛇に足は要らないのでありますから、この書は畸形兒なのであります。要するに珍本と申しては一寸語弊がありますけれ共、そんな風な書物でありますと申したいのであります。

昭和十六年五月

著作者識

療術叢書目錄

昭和十六年六月廿二日印刷
昭和十六年六月廿五日發行

頒價三圓

療術叢書
第一篇
按腹圖解

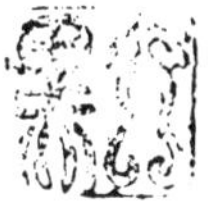

著作兼發行者　東京市澁谷區金王町一　大黒貞勝
印刷者　東京市蒲田區仲蒲田二ノ一九　平林唯逸
印刷所　東京市蒲田區仲蒲田二ノ一九　東海印刷合資會社
發行所　東京市澁谷區金王町一　綜合療法相談所

△ 足の大陰脾經（第九十九頁）
● 足の陽明胃經（第九十六頁）
× 足の小陰腎經（第百頁）
● 足の厥陰肝經（第百二頁）

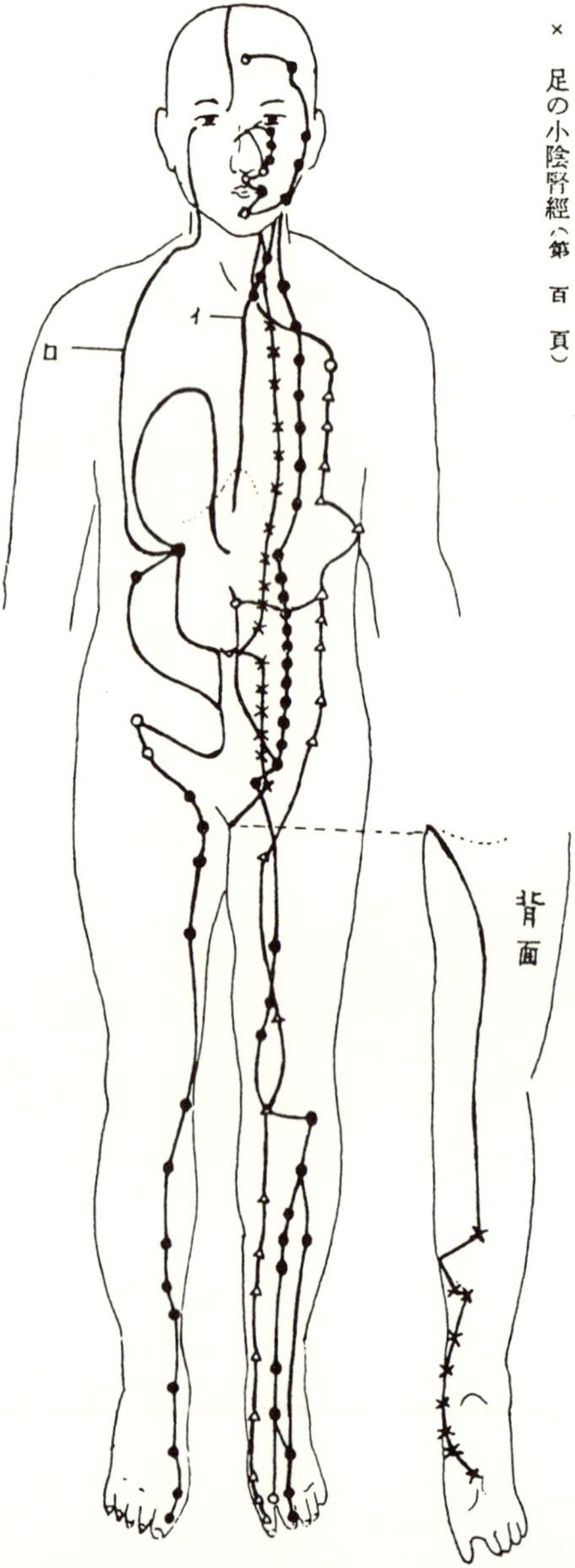

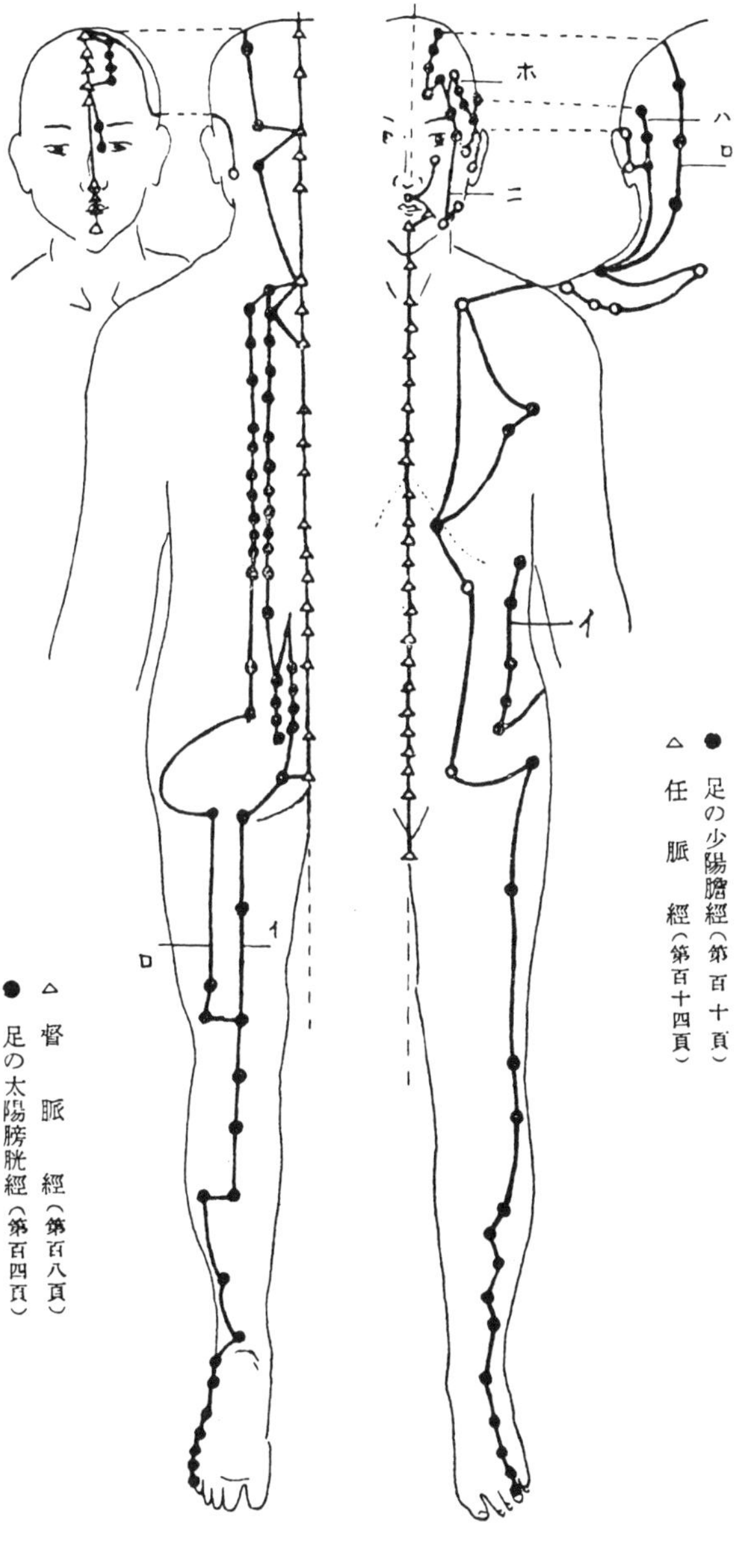

● 足の少陽膽經（第百十頁）
△ 任脈經（第百十四頁）

△ 督脈經（第百八頁）
● 足の太陽膀胱經（第百四頁）

―（按腹圖解附錄）―

● 手の大陰肺經（第九十頁）
△ 手の少陰心經（第九十頁）
× 手の厥陰心包經（第九十一頁）

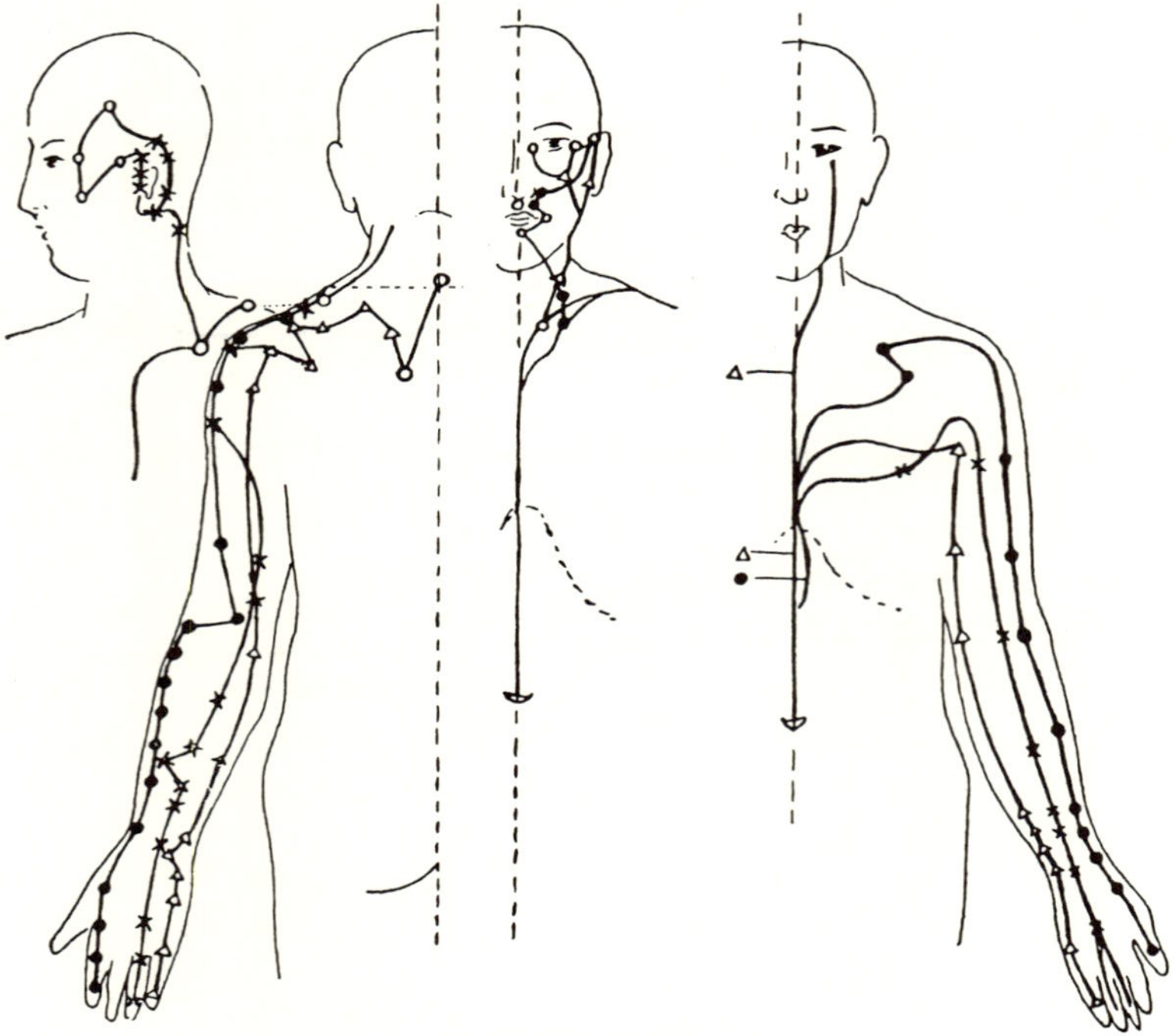

△ 手の大陽小腸經（第九十三頁）
× 手の少陽三焦經（第九十四頁）
● 手の陽明大腸經（第九十二頁）

大黒　貞勝（おおぐろ　さだかつ）

明治29年８月23日生
昭和12年　玉井天碧に師事
昭和14年　日本治療師会（全療協の前身）に加入
翌　　年　同会理事・出版部長
現　　在　「日本手技療術学会」主宰
　　　　　指圧治療院経営
著　　書　「指圧療法原理」「療術原論」「療術病理病態論」
　　　　　「導引」

導引口訣鈔〔新装版〕

2016年８月25日　第１刷発行

著　者　大黒貞勝
発行者　谷口直良
発行所　㈱たにぐち書店

〒171−0014　東京都豊島区池袋2−69−10
TEL. 03−3980−5536　　FAX. 03−3590−3630

落丁・乱丁本はお取り替えいたします。